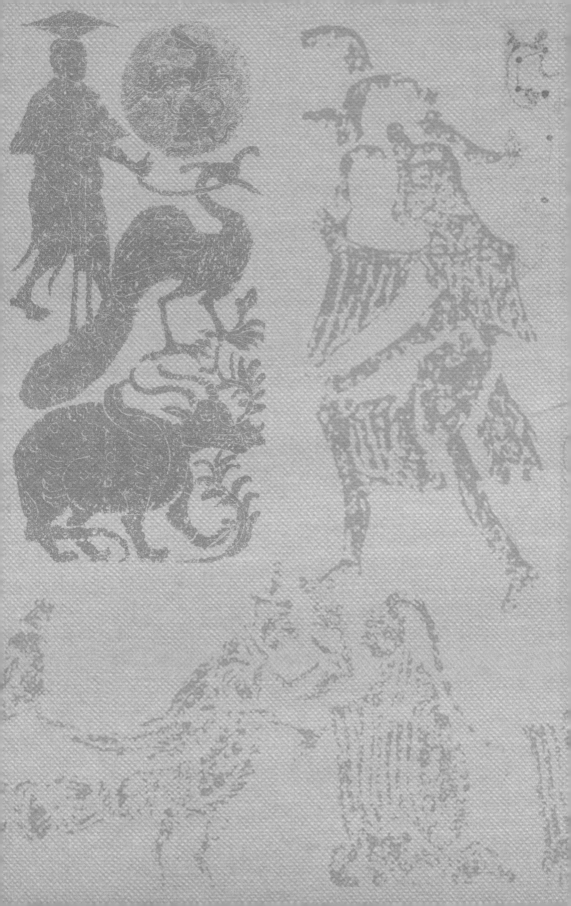

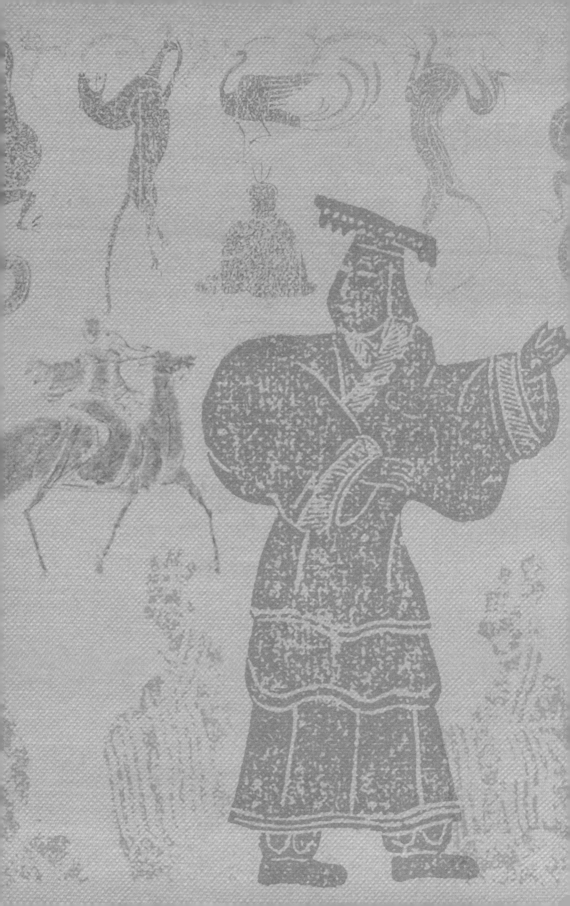

中国古医籍整理丛书

用药珍珠囊

（点校辑补本）

元·李 杲 著

王今觉 王 嫣 点校辑补

珍珠囊补遗药性赋

（点校注释修订本）

明·熊宗立 编著

王今觉 王 嫣 点校注释修订

中国中医药出版社

·北 京·

图书在版编目（CIP）数据

用药珍珠囊：点校辑补本／（元）李杲著；王今觉，
王嫣点校辑补. 珍珠囊补遗药性赋：点校注释修订本/
（明）熊宗立编著；王今觉，王嫣点校注释修订. —北京：
中国中医药出版社，2020.6

（中国古医籍整理丛书）

ISBN 978 – 7 –5132 – 5970 – 5

Ⅰ. ①用… ②珍… Ⅱ. ①李… ②熊… ③王… ④王…
Ⅲ. ①中药性味 – 中国 – 元代②药性歌赋 – 中国 – 明代
③中药性味 – 中国 – 明代 Ⅳ. ①R285.1

中国版本图书馆 CIP 数据核字（2019）第 289223 号

中 国 中 医 药 出 版 社 出 版
北京经济技术开发区科创十三街 31 号院二区 8 号楼
邮政编码 100176
传真 010 64405750
廊坊市祥丰印刷有限公司印刷
各地新华书店经销

*

开本 710×1000 1/16 印张 24.75 插页 1 字数 248 千字
2020 年 6 月第 1 版 2020 年 6 月第 1 次印刷
书 号 ISBN 978 – 7 – 5132 – 5970 – 5

*

定价 98.00 元
网址 www.cptcm.com

项目专家组

顾　问　马继兴　张灿玾　李经纬

组　长　余瀛鳌

成　员　李致忠　钱超尘　段逸山　严世芸　鲁兆麟
　　　　郑金生　林端宜　欧阳兵　高文柱　柳长华
　　　　王振国　王旭东　崔　蒙　严季澜　黄龙祥
　　　　陈勇毅　张志清

项目办公室（组织工作委员会办公室）

主　任　王振国　王思成

副主任　王振宇　刘群峰　陈榕虎　杨振宁　朱毓梅
　　　　刘更生　华中健

成　员　陈丽娜　邱　岳　王　庆　王　鹏　王春燕
　　　　郭瑞华　宋咏梅　周　扬　范　磊　张永泰
　　　　罗海鹰　王　爽　王　捷　贺晓路　熊智波

秘　书　张丰聪

前　言

　　中医药古籍是传承中华优秀文化的重要载体，也是中医学传承数千年的知识宝库，凝聚着中华民族特有的精神价值、思维方法、生命理论和医疗经验，不仅对于传承中医学术具有重要的历史价值，更是现代中医药科技创新和学术进步的源头和根基。保护和利用好中医药古籍，是弘扬中国优秀传统文化、传承中医学术的必由之路，事关中医药事业发展全局。

　　1949 年以来，在政府的大力支持和推动下，开展了系统的中医药古籍整理研究。1958 年，国务院科学规划委员会古籍整理出版规划小组在北京成立，负责指导全国的古籍整理出版工作。1982 年，国务院古籍整理出版规划小组召开全国古籍整理出版规划会议，制定了《古籍整理出版规划（1982—1990）》，卫生部先后下达了两批 200 余种中医古籍整理任务，掀起了中医古籍整理研究的新高潮，对中医文化与学术的弘扬、传承和发展，发挥了极其重要的作用，产生了不可估量的深远影响。

　　2007 年《国务院办公厅关于进一步加强古籍保护工作的意见》明确提出进一步加强古籍整理、出版和研究利用，以及

"保护为主、抢救第一、合理利用、加强管理"的方针。2009年《国务院关于扶持和促进中医药事业发展的若干意见》指出，要"开展中医药古籍普查登记，建立综合信息数据库和珍贵古籍名录，加强整理、出版、研究和利用"。《中医药创新发展规划纲要（2006—2020）》强调继承与创新并重，推动中医药传承与创新发展。

2003～2010年，国家财政多次立项支持中国中医科学院开展针对性中医药古籍抢救保护工作，在中国中医科学院图书馆设立全国唯一的行业古籍保护中心，影印抢救濒危珍本、孤本中医古籍1640余种；整理发布《中国中医古籍总目》；遴选351种孤本收入《中医古籍孤本大全》影印出版；开展了海外中医古籍目录调研和孤本回归工作，收集了11个国家和2个地区137个图书馆的240余种书目，基本摸清流失海外的中医古籍现状，确定国内失传的中医药古籍共有220种，复制出版海外所藏中医药古籍133种。2010年，国家财政部、国家中医药管理局设立"中医药古籍保护与利用能力建设项目"，资助整理400余种中医药古籍，并着眼于加强中医药古籍保护和研究机构建设，培养中医古籍整理研究的后备人才，全面提高中医药古籍保护与利用能力。

在此，国家中医药管理局成立了中医药古籍保护和利用专家组和项目办公室，专家组负责项目指导、咨询、质量把关，项目办公室负责实施过程的统筹协调。专家组成员对古籍整理研究具有丰富的经验，有的专家从事古籍整理研究长达70余年，深知中医药古籍整理研究的重要性、艰巨性与复杂性，履行职责认真务实。专家组从书目确定、版本选择、点校、注释等各方面，为项目实施提供了强有力的专业指导。老一辈专家的学术水平和智慧，是项目成功的重要保证。项目承担单位山东中医药大学、南京中医药大学、上海中医药大学、福建中医药大学、浙江省中医药研究院、陕西省中医药研究院、河南省中医药研究院、辽宁中医药大学、成都中医药大学及所在省市中医药管理部门精心组织，充分发挥区域间互补协作的优势，并得到承担项目出版工作的中国中医药出版社大力配合，全面推进中医药古籍保护与利用网络体系的构建和人才队伍建设，使一批有志于中医学术传承与古籍整理工作的人才凝聚在一起，研究队伍日益壮大，研究水平不断提高。

本着"抢救、保护、发掘、利用"的理念，该项目重点选择近60年未曾出版的重要古医籍，综合考虑所选古籍的保护价值、学术价值和实用价值。400余种中医药古籍涵盖了医经、基础理论、诊法、伤寒金匮、温病、本草、方书、内科、外科、女科、儿科、伤科、眼科、咽喉口齿、针灸推拿、养生、医案医话医论、医史、临证综合等门类，跨越唐、宋、金元、明以迄清末。全部古籍均按照项目办公室组织完成的行业标准《中医古籍整理规范》及《中医药古籍整理细则》进行整理校注，绝大多数中医药古籍是第一次校注出版，一批孤本、稿本、抄本更是首次整理面世。对一些重要学术问题的研究成果，则集中收录于各书的"校注说明"或"校注后记"中。

"既出书又出人"是本项目追求的目标。近年来，中医药古籍整理工作形势严峻，老一辈逐渐退出，新一代普遍存在整理研究古籍的经验不足、专业思想不坚定等问题，使中医古籍整理面临人才流失严重、青黄不接的局面。通过本项目实施，搭建平台，完善机制，培养队伍，提升能力，经过近5年的建设，锻炼了一批优秀人才，老中青三代齐聚一堂，有效地稳定了研究队伍，为中医药古籍整理工作的开展和中医文化与学术的传承提供必备的知识和人才储备。

本项目的实施与《中国古医籍整理丛书》的出版，对于加强中医药古籍文献研究队伍建设、建立古籍研究平台，提高古籍整理水平均具有积极的推动作用，对弘扬我国优秀传统文化，推进中医药继承创新，进一步发挥中医药服务民众的养生保健与防病治病作用将产生深远影响。

第九届、第十届全国人大常委会副委员长许嘉璐先生，国家卫生计生委副主任、国家中医药管理局局长、中华中医药学会会长王国强先生，我国著名医史文献专家、中国中医科学院马继兴先生在百忙之中为丛书作序，我们深表敬意和感谢。

由于参与校注整理工作的人员较多，水平不一，诸多方面尚未臻完善，希望专家、读者不吝赐教。

国家中医药管理局中医药古籍保护与利用能力建设项目办公室

二〇一四年十二月

许 序

　　"中医"之名立，迄今不逾百年，所以冠以"中"字者，以别于"洋"与"西"也。慎思之，明辨之，斯名之出，无奈耳，或亦时人不甘泯没而特标其犹在之举也。

　　前此，祖传医术（今世方称为"学"）绵延数千载，救民无数；华夏屡遭时疫，皆仰之以度困厄。中华民族之未如印第安遭染殖民者所携疾病而族灭者，中医之功也。

　　医兴则国兴，国强则医强。百年运衰，岂但国土肢解，五千年文明亦不得全，非遭泯灭，即蒙冤扭曲。西方医学以其捷便速效，始则为传教之利器，继则以"科学"之冕畅行于中华。中医虽为内外所夹击，斥之为蒙昧，为伪医，然四亿同胞衣食不保，得获西医之益者甚寡，中医犹为人民之所赖。虽然，中国医学日益陵替，乃不可免，势使之然也。呜呼！覆巢之下安有完卵？

　　嗣后，国家新生，中医旋即得以重振，与西医并举，探寻结合之路。今也，中华诸多文化，自民俗、礼仪、工艺、戏曲、历史、文学，以至伦理、信仰，皆渐复起，中国医学之兴乃属必然。

迄今中医犹为国家医疗系统之辅，城市尤甚。何哉？盖一则西医赖声、光、电技术而于20世纪发展极速，中医则难见其进。二则国人惊羡西医之"立竿见影"，遂以为其事事胜于中医。然西医已自觉将入绝境：其若干医法正负效应相若，甚或负远逾于正；研究医理者，渐知人乃一整体，心、身非如中世纪所认定为二对立物，且人体亦非宇宙之中心，仅为其一小单位，与宇宙万象万物息息相关。认识至此，其已向中国医学之理念"靠拢"矣，虽彼未必知中国医学何如也。唯其不知中国医理何如，纯由其实践而有所悟，益以证中国之认识人体不为伪，亦不为玄虚。然国人知此趋向者，几人？

国医欲再现宋明清高峰，成国中主流医学，则一须继承，一须创新。继承则必深研原典，激清汰浊，复吸纳西医及我藏、蒙、维、回、苗、彝诸民族医术之精华；创新之道，在于今之科技，既用其器，亦参照其道，反思己之医理，审问之，笃行之，深化之，普及之，于普及中认知人体及环境古今之异，以建成当代国医理论。欲达于斯境，或需百年欤？予恐西医既已醒悟，若加力吸收中医精粹，促中医西医深度结合，形成21世纪之新医学，届时"制高点"将在何方？国人于此转折之机，能不忧虑而奋力乎？

予所谓深研之原典，非指一二习见之书、千古权威之作；就医界整体言之，所传所承自应为医籍之全部。盖后世名医所著，乃其秉诸前人所述，总结终生行医用药经验所得，自当已成今世、后世之要籍。

盛世修典，信然。盖典籍得修，方可言传言承。虽前此50余载已启医籍整理、出版之役，惜旋即中辍。阅20载再兴整理、出版之潮，世所罕见之要籍千余部陆续问世，洋洋大观。

今复有"中医药古籍保护与利用能力建设"之工程，集九省市专家，历经五载，董理出版自唐迄清医籍，都400余种，凡中医之基础医理、伤寒、温病及各科诊治、医案医话、推拿本草，俱涵盖之。

噫！璐既知此，能不胜其悦乎？汇集刻印医籍，自古有之，然孰与今世之盛且精也！自今而后，中国医家及患者，得览斯典，当于前人益敬而畏之矣。中华民族之屡经灾难而益蕃，乃至未来之永续，端赖之也，自今以往岂可不后出转精乎？典籍既蜂出矣，余则有望于来者。

谨序。

第九届、十届全国人大常委会副委员长

许嘉璐

二〇一四年冬

王 序

中医学是中华民族在长期生产生活实践中，在与疾病作斗争中逐步形成并不断丰富发展的医学科学，是中国古代科学的瑰宝，为中华民族的繁衍昌盛作出了巨大贡献，对世界文明进步产生了积极影响。时至今日，中医学作为我国医学的特色和重要医药卫生资源，与西医学相互补充、相互促进、协调发展，共同担负着维护和促进人民健康的任务，已成为我国医药卫生事业的重要特征和显著优势。

中医药古籍在存世的中华古籍中占有相当重要的比重，不仅是中医学术传承数千年最为重要的知识载体，也是中医为中华民族繁衍昌盛发挥重要作用的历史见证。中医药典籍不仅承载着中医的学术经验，而且蕴含着中华民族优秀的思想文化，凝聚着中华民族的聪明智慧，是祖先留给我们的宝贵物质财富和精神财富。加强对中医药古籍的保护与利用，既是中医学发展的需要，也是传承中华文化的迫切要求，更是历史赋予我们的责任。

2010 年，国家中医药管理局启动了中医药古籍保护与利用能力建设项目。这既是传承中医药的重要工程，也是弘扬优秀民族文化的重要举措，不仅能够全面推进中医药的有效继承和创新发展，为维护人民健康做出贡献，也能够彰显中华民族的璀璨文化，为实现中华民族伟大复兴的中国梦作出贡献。

相信这项工作一定能造福当今，嘉惠后世，福泽绵长。

国家卫生和计划生育委员会副主任

国家中医药管理局局长

中华中医药学会会长

王国强

二〇一四年十二月

马 序

　　新中国成立以来，党和国家高度重视中医药事业发展，重视古籍的保护、整理和研究工作。自 1958 年始，国务院先后成立了三届古籍整理出版规划小组，分别由齐燕铭、李一氓、匡亚明担任组长，主持制订了《整理和出版古籍十年规划（1962—1972）》《古籍整理出版规划（1982—1990）》《中国古籍整理出版十年规划和"八五"计划（1991—2000）》等，而第三次规划中医药古籍整理即纳入其中。1982 年 9 月，卫生部下发《1982—1990 年中医古籍整理出版规划》，1983 年 1 月，中医古籍整理出版办公室正式成立，保证了中医古籍整理出版规划的实施。2002 年 2 月，《国家古籍整理出版"十五"（2001—2005）重点规划》经新闻出版署和全国古籍整理出版规划领导小组批准，颁布实施。其后，又陆续制定了国家古籍整理出版"十一五"和"十二五"重点规划。国家财政多次立项支持中国中医科学院开展针对性中医药古籍抢救保护工作，文化部在中国中医科学院图书馆专门设立全国唯一的行业古籍保护中心，国家先后投入中医药古籍保护专项经费超过 3000 万

元，影印抢救濒危珍、善、孤本中医古籍 1640 余种，开展了海
外中医古籍目录调研和孤本回归工作。2010 年，国家财政部、
国家中医药管理局安排国家公共卫生专项资金，设立了"中医
药古籍保护与利用能力建设项目"，这是继 1982~1986 年第一
批、第二批重要中医药古籍整理之后的又一次大规模古籍整理
工程，重点整理新中国成立后未曾出版的重要古籍，目标是形
成并普及规范的通行本、传世本。

为保证项目的顺利实施，项目组特别成立了专家组，承担
咨询和技术指导，以及古籍出版之前的审定工作。专家组中的
许多成员虽逾古稀之年，但老骥伏枥，孜孜不倦，不仅对项目
进行宏观指导和质量把关，更重要的是通过古籍整理，以老带
新，言传身教，培养一批中医药古籍整理研究的后备人才，促
进了中医药古籍保护和研究机构建设，全面提升了我国中医药
古籍保护与利用能力。

作为项目组顾问之一，我深感中医药古籍保护、抢救与整
理工作的重要性和紧迫性，也深知传承中医药古籍整理经验任
重而道远。令人欣慰的是，在项目实施过程中，我看到了老中
青三代的紧密衔接，看到了大家的坚持和努力，看到了年轻一
代的成长。相信中医药古籍整理工作的将来会越来越好，中医
药学的发展会越来越好。

欣喜之余，以是为序。

中国中医科学院研究员

马继兴

二〇一四年十二月

总 目 录

用药珍珠囊

（点校辑补本）

元·李 杲 著

王今觉 王 嫣 点校辑补

内容提要

《用药珍珠囊》又称《药性珍珠囊》，元·李东垣著，又称《东垣珍珠囊》。

书中"十二经药象所入图"为本书独有内容。

全书十九章，在药学理论方面有独到而重要的见解，在临床用药方面有独特而明确的疗效，内容精练、准确。

《东垣珍珠囊》在中国医药学发展史上是金·张元素《珍珠囊》（即《洁古珍珠囊》）和元·王好古《汤液本草》之间一部承前启后的重要本草典籍，已经失传四百多年，现在仅存明嘉靖间（1522—1566）万卷楼抄写明洪武三十年（1397）刊行的李东垣《用药珍珠囊》手抄本。本书已成世间孤本。

学习并掌握《用药珍珠囊》对挖掘中医学宝藏，深入研究中医药学，促进学术发展，提高人类健康水平有重要意义。

《东垣珍珠囊》实系中医药临床、科研、教学应当备有的文献。

点校辑补前言

《用药珍珠囊》又称《药性珍珠囊》，元·李东垣著，故又称《东垣珍珠囊》。

《东垣珍珠囊》在中国医药学发展史上有承前启后的重要贡献，是一部具有里程碑性质的本草典籍，在药物归经、升降浮沉等药性理论方面有独到而重要的见解，在临床用药方面有独特而明确的效果。我将《东垣珍珠囊》用诸实践，亦屡试不爽，取得卓著疗效。

当前，《东垣珍珠囊》仅存明嘉靖间（此特指1539—1566年）万卷楼抄本，实系世间孤本。

在我发现《东垣珍珠囊》之前，《东垣珍珠囊》已经失传四百多年。李时珍在编纂《本草纲目》时，也未尝得见《东垣珍珠囊》，以致近代渐有怀疑历史上是否存在过《东垣珍珠囊》之说。

我因筹备和编纂《中华本草》，广泛、深入地查阅了大量文献。1993年春，我在古书堆中发现一部明嘉靖（1522—1566）年间万卷楼抄写明洪武三十年（1397）刊行的李东垣《用药珍珠囊》手抄本。一见此书，眼前顿感宝气盈溢，光芒璀灿。

这部典籍容颜苍老，书皮焦脆，书皮中部有"更生"氏题记："按《珍珠囊》一书，为张元素所著，东垣系误称之……"云云。书中散布斑斑黯黄水痕，残损较重，不少文字大片蠹蚀脱损。经我考证，抄本在清初曾经重装。查《全国中医图书联合目录》及中国中医研究院（现中国中医科学院）《馆藏中医线装书目》，均定为《洁古珍珠囊》。因此，必须研究清楚东垣是否著有《珍珠囊》？世上是否存在过《东垣珍珠囊》？本书究竟是《洁古珍珠囊》还是《东垣珍珠囊》？是后人用万卷楼空白抄书纸抄写的伪本，还是真的明代万卷楼抄本？

我考察研究李东垣同一历史时期和明初有关李东垣的百余部文、史、地方志及医药学著作，看到很多文献提及《东垣珍珠囊》，或引述《东垣珍珠囊》的内容。研究数十部与《东垣珍珠囊》相关医药学著作中的药物记述，分析其异同与渊源，肯定《东垣珍珠囊》确实是一部独立的著作，李东垣确实著有《珍珠囊》，世上确实存在《东垣珍珠囊》。在解决前两个疑问的前提下，从书中内容以及书品、印鉴、纸张、版式、书体、墨色、名号、避讳等文献学、版本学角度，结合有关资料，研究上述四个问题中的后两个问题，明确这个抄本是一部明代古籍，是明代嘉靖年间万卷楼抄本，是湮没已久的《东垣珍珠囊》，而不是《洁古珍珠囊》，更不是后人用万卷楼空白抄书纸抄写的伪本。在这方面，已发表过"明·万卷楼抄本《东垣珍珠囊》之版本研究"，请参见《中国中药杂志》1996年第21卷第7期第1页文章。

世存《东垣珍珠囊》仅此一本，点校辑补中以他校为主，辅以本校、理校。取元·王好古《汤液本草》、元·杜思敬《济生拔粹》所收《洁古老人珍珠囊》和明·徐彦纯《本草发挥》为主要校本，同时也参阅《内经》原文、《政和本草》所引《神农本草经》文字等。

辑补中，《东垣珍珠囊》抄本文字脱落者，作"脱"论；因蠹蚀而完全脱落者，作"蚀脱"论；凡字形缺损，或只存一画半画，尽管已经完全辨不清字形者，均作"蚀损"论。凡缺笔、笔误，如"正"作"止"，"滞"作"带"，"温"作"湿"

等，其"止""带""湿"均作错字论，"讳字"不在此例。

点校辑补本采用现行简化汉字，简化后形成错、别字而致字意混淆者，也依有关规定仍用繁体字，尚希读者准确理解原文，如：鹹、咸，穀、谷，裹、里，麵、面等。至于原抄本中的代用字，如"霍"香、"括"楼等，在不影响原意的情况下则径改为"藿"香、"栝"楼等，并不出注。

抄本每大段之前均有标题，但未分章。点校辑补者以此为据，依次编序分章，每章又根据内容适当分段。原书跋语仍附正文之后。

点校中，用现行标点符号句读全书。

书前新编"目录"，书后新增"药名索引"，以便阅读检索。

研究此书版本，辑补书中脱损文字，恢复全书完整内容，是编纂《中华本草》研究工作中不应逾越的一个环节，这项工作于1995年即已完成，但因忙于课题任务，无暇付梓。1997年夏，编纂《中华本草》的任务已经完成。现在将《东垣珍珠囊》细心研究整理，公诸于世，使蒙尘四百余载的稀世瑰宝重新发出灿烂光辉。由于第一版售罄多时，今重订再版，俾利于研究与发展中医药学，进而有利于人类健康长寿，则不负研究点校辑补之初衷欤！

公元1997年12月中国中医研究院王今觉谨识

2018年8月再版记

用药珍珠囊目录

第一章 十二经药象所入图

足太阳[1]膀胱经少[2]气多血

	温	热[3]	平	凉	寒
甘	白术	桂[4]	茯苓	/	滑石 泽泻（生）
辛	半夏（熟） 藁本 乌药 （一本有蔓荆子）	桂	茴香（生）	/	/
鹹	（一本有乌药）	/	/	/	泽[5]泻
酸	/	/	/	/	/
苦	麻黄	/	茵陈	/	汉防己

手太阳小[6]肠经少气多[7]血

	温	热	平[8]	凉	寒
甘	白术 赤石脂	/	赤茯苓	/	生地黄
辛	赤石脂	/	茴香	/	/
鹹[9]	/	/	/	/	/
酸	赤石脂	/	/	/	/
苦	/	/	/	/	汉防己 生地黄

足阳明[10]胃经多血[11]少气

	温	热[12]	平[12]	凉	寒
甘	苍术　白术　葛根　麴　蘗	/	葛根升麻	/	/
辛	白芷　升麻　砂仁　葱白　草豆蔻	/	半夏丁香	/	/
鹹	/	/	/	犀角	/
酸	/	/	/	犀角	/
苦	生地黄	/	升麻	犀角	大黄知母防己

手阳明[13]大肠经多血多气[14]

	温	热	平[15]	凉[16]	寒
甘	/	/	白石脂	/	麻仁
辛	白芷　缩砂　薤白　升麻　肉豆蔻	/	/	/	/
鹹	/	/	/	/	/
酸	/	/	白石脂	/	/
苦	薤白	/	/	/	大黄防己

足少阳[17]胆经多气[18]少血

	温	热[19]	平[20]	凉	寒
甘	/	/	/	/	/
辛	/	/	/	（一本有柴胡）	/
鹹	/	/	/	/	/
酸	/	/	/	/	/
苦	/	/	柴胡	（一本有柴胡）	柴胡 防己

手少阳[21]三焦经多气少[22]血

	温	热	平[23]	凉[24]	寒
甘	/	附子	/	/	/
辛	肉桂（补下焦火）	附子	/	柴胡	/
鹹[25]	/	/	/	/	/
酸	/	/	/	/	/
苦	/	/	/	柴胡	黄连（去中焦热）柴胡 防己

足太阴[26]脾经多气[27]少血

	温	热[28]	平[29]	凉	寒
甘	黄芪 苍术 当归 饴 麹 藿香 蘗	/	麻仁 甘草 大枣 升麻	/	/
辛	草豆蔻 生姜 当归 缩砂 益智	乾姜 吴茱萸	/	/	/
鹹	/	/	/	/	/
酸	木瓜	/	芍药	/	/
苦	乾姜（炮） 白术	/	芍药 升麻	/	防己

手太阴[30]肺经多气少[31]血

	温	热	平[32]	凉	寒
甘	杏仁 桑皮 人参 檀香 藿香	/	山药 麻仁 阿胶 檀香 秔米	/	石膏 天门冬 麦门冬 桑白皮
辛	生姜 桔梗 丁香 益智 葱白 缩砂 白豆蔻		白芷	/	石膏
鹹	/	/	/	/	/
酸	五味子 木瓜	/	/	/	/
苦	麻黄 杏仁 桔梗 陈皮	/	/	/	知母 栀子 黄芩 天门冬 杏仁 防己

足少阴[33]肾经多气[34]少血

	温	热[35]	平[35]	凉	寒
甘	黄芪 独活 羌活 檀香 阿胶	/	甘草 阿胶 茯苓 檀香 天门冬 猪苓	/	熟地黄 泽泻 天门冬 猪肤
辛	细辛 桔梗 丁香 乌药 益智 玄胡索	肉桂 吴茱萸 黑附子	/	/	/
鹹	/	/	牡蛎	/	泽泻[36]
酸	五味子 山药	/	/	/	/
苦	独活 桔梗	/	/	/	熟地黄 牡丹皮 知母 黄檗 苦参 天门冬 地骨皮 独活 玄参 防己

手少阴[37]心经多气少[38]血

	温	热	平[39]	凉	寒
甘	当归 紫石英（一本有白术）	桂心	赤茯苓 粳米[40] 代赭石	/	生熟地黄 代赭石 丹砂
辛	当归 细辛 红花 紫石英 玄胡索	桂心	/	/	/
鹹[41]	/	/	/	/	/
酸	/	/	/	/	/
苦		/	代赭石	/	生熟地黄 黄连 防己 代赭石

足厥阴[42]肝经少气多[43]血

	温	热[44]	平[45]	凉	寒
甘	白术　羌活　当归　阿胶　代赭石	/	桃[46]仁　甘草　阿胶	/	/
辛	山茱萸　当归　泽泻[47]　紫石英	/	/	/	柴胡
鹹	/	/	/	/	/
酸	山茱萸	/	/	/	/
苦	/	/	羌活　桃仁	/	柴胡　防己

手厥阴[48]心包经少气多[49]血

	温	热	平[50]	凉	寒
甘	/	/	桃51仁	/	/
辛	/	/	/	/	/
鹹	/	/	败酱	/	/
酸	/	/	/	/	/
苦	/	/	桃仁　败酱	茗　苦茶	柴胡　防己

注：

[1] 阳：原文蚀脱，据《素问·血气形志》补。

[2] 少：原文蚀脱，据《素问·血气形志》补。《素问·血气形志》《灵枢·五音五味》均云："太阳常多血少气。"

[3] 热：原文蚀脱，据原书体例补。

［4］桂：原文蚀损，据字形补。

［5］泽：原文蚀脱，据药名补。

［6］阳小：原文蚀脱，据《素问·血气形志》补。

［7］多：原文蚀脱，据《素问·血气形志》补。《素问·血气形志》及《灵枢·五音五味》均云："太阳常多血少气。"

［8］平：原文蚀脱，据原书体例补。

［9］鹹：原文蚀脱，据原书体例补。

［10］明：原文蚀脱，据《素问·血气形志》补。

［11］多血：原文蚀脱，据《素问·血气形志》补。《素问·血气形志》云："阳明常多气多血。"《灵枢·五音五味》云"阳明常多血多气。"

［12］热平：原文蚀脱，据原书体例补。

［13］明：原文蚀脱，据《素问·血气形志》补。

［14］少气多血：原文蚀脱，据《灵枢·五音五味》补。《素问·血气形志》云"阳明常多气多血。"《灵枢·五音五味》云："阳明常多血多气。"

［15］平：原文蚀脱，据原书体例补。

［16］凉：原文蚀脱，据原书体例补。

［17］阳：原文蚀脱，据《素问·血气形志》补。

［18］多气：原文蚀损，据《素问·血气形志》补。《素问·血气形志》云"少阳常少血多气。"

［19］热：原文蚀脱，据原书体例补。

［20］平：原文蚀脱，据原书体例补。

［21］阳：原文蚀脱，据《素问·血气形志》补。

［22］少：原文蚀脱，据《素问·血气形志》补。

[23] 平：原文蚀脱，据原书体例补。

[24] 凉：原文蚀脱，据原书体例补。

[25] 鹹：原文蚀脱，据原书体例补。

[26] 阴：原文蚀脱，据《素问·血气形志》补。

[27] 多气：原文蚀脱，据《素问·血气形志》补。《灵枢·五音五味》云"太阳常多血少气。"

[28] 热：原文蚀脱，据原书体例补。

[29] 平：原文蚀脱，据原书体例补。

[30] 太阴：原文蚀脱，据《素问·血气形志》补。

[31] 气少：原文蚀损，据原书体例及《素问·血气形志》补。《素问·血气形志》云"太阴常多气少血。"《灵枢·五音五味》云"太阴常多血少气。"

[32] 平：原文蚀脱，据原书体例补。

[33] 阴：原文蚀脱，据《素问·血气形志》补。

[34] 多气：原文蚀脱，据《素问·血气形志》补。

[35] 热平：原文蚀脱，据原书体例补。

[36] 泽泻：原文蚀损，据字形及药名补。

[37] 少阴：原文蚀损，据《素问·血气形志》补。

[38] 多气少：原文蚀损，据《素问·血气形志》补。《素问·血气形志》云"少阴常少血多气。"《灵枢·五音五味》云"少阴常多气少血。"

[39] 平：原文蚀脱，据原书体例补。

[40] 米：原文蚀脱，据药名补。

[41] 鹹：原文蚀脱，据原书体例补。

[42] 阴：原文蚀脱，据《素问·血气形志》补。

[43] 少气多：原文蚀损，据《素问·血气形志》补。《素问·血气形志》云"厥阴常多血少气。"《灵枢·五音五味》云："厥阴常多气少血。"

[44] 热：原文蚀脱，据原书体例补。

[45] 平：原文蚀脱，据原书体例补。

[46] 桃：原文蚀损，据字形及药名补。

[47] 泻：原文脱，据药名补。

[48] 阴：原文蚀脱，据《素问·血气形志》补。《素问·血气形志》云"厥阴常多血少气。"《灵枢·五音五味》云："厥阴常多气少血。"

[49] 气多：原文蚀脱，据《素问·血气形志》补。

[50] 平：原文蚀脱，据原书体例补。

[51] 桃：原文蚀损，据字形及药名补。

[52] 鹹：原文蚀脱，据原书体例补。

第二章　药象气味主治法度

芒消　味鹹，寒，纯阴。热淫于内，治以鹹寒。

石膏　味辛甘，阴中之阳。止[1]阳明经头痛。胃弱者不可服。若下牙痛，须用香白芷为使。

人参　味苦甘[2]，微寒[3]，微温[4]，阳中之阴。补胃，治喘。如嗽，则勿[5]用；如短气[6]，则[7]用之。

甘草　味甘，生寒[8]炙温，纯阳。养血补胃。其梢子能去肾茎[9]中痛。胸中[10]积热，非梢子不能除之。

羌[11]活　味苦甘。肢节痛，非此不能除之。

南木香　味苦辛，纯阳。治腹中气不转运。和胃气。

柴胡　味苦，纯阳。去寒热往来。胆痹，非柴胡梢不能除之。

防风　味甘，纯阳。太阳经本药。身去[12]身半似上风，梢去身半以下风。

细辛　味大辛，纯阳。主手少阴[13]经[14]头[15]痛[16]。

升麻　味苦甘，阳中之阴。脾痹，非此升麻梢不能除之。

黄芪　味甘，纯阳。益胃气。肌热、疮疡、诸经之痛用之。

黄连　味苦，阴中之阳。酒炒则上行。

泽[17]泻　味鹹，阴中微阳。渗泄，止渴，泄[18]伏水。

茵[19]陈[20]　味甘，阴中[21]微阳。治伤寒发黄。

生地黄　味苦甘，性[22]寒[23]，阴中微阳。酒浸则上行、外行，生血，凉[24]血，去热[25]。

草龙胆　味苦，纯阴。酒[26]浸则上行及外行。

连翘　味苦，阴中微[27]阳。主诸经客热，非此不能除之。

桔梗　味苦辛，阳中之阳。谓之舟楫，诸药中有此一味不能下沉。治鼻塞。

肉桂　味辛甘，大热，纯阳。温中，利肺气，发散表邪，去荣卫中风寒。秋冬治下部腹痛，非肉桂不能止。

丁香　味辛，温，纯阳。去脾胃中寒，止霍乱。

藿香　味苦甘，纯阳。补卫气，益胃，进饮食。

蔓荆子　味苦甘[28]，阳中之阴。凉诸经血，主头痛，目暗。

槟榔　味辛，纯阳。破滞[29]气，泄胸中至高之气。

枳壳[30]　味苦酸，阴中[31]微阳。破气。

枳实　味苦酸，纯阴[32]。去胃中湿热。

厚[33]朴[34]。味苦，阳[35]中之阴。厚肠胃，去腹胀。

猪苓　味苦甘，纯阳。利小便。

栀子　味苦，纯阳。去胸中懊憹。

苏木　味甘鹹，阳中之阴。破死血。

橘皮　味苦辛。益肺，利气。有草则[36]补脾，无则泻脾。

蜀葵花　性冷，阴中之阳。赤者治赤[37]带[38]，白者治白带[39]。赤治血燥，白治气燥。

天门冬　味甘苦。主肺气喘息促急，除热，通肾气，镇心，润五脏，强骨髓。

熟地黄　味甘苦，阴中之阳。治外治上须用酒浸。

麦门冬　味甘，平，阳中之阴。主心[40]腹结气，肠中伤饱，虚劳客热，保定[41]肺气，止烦渴[42]，行经。酒浸汤泡去心，治经枯乳汁不[43]行[44]。

五味[45]子　味酸温。主[46]咳逆上气，明目，暖水脏，治劳伤羸瘦，补[47]不足[48]。

当归　味甘辛，阳[49]中微阴。身和血，梢破血。治上治外须用酒浸。酒洗糖黄色者，嚼之大辛，可以溃坚。

知母　味苦，阴中微阳。凉肾。肾经本药。若欲上头、行经，皆须用酒炒。

苦参　味苦，寒，纯阴。气沉，去湿。能治[50]热毒风攻皮肌，烦躁生疮，赤癞，脱眉，除大热，止呕逆。

生姜　味辛，微温。消痰下气，益脾胃，散风寒，主伤寒头痛鼻塞，通四[51]肢关节，开五脏六腑。

乾姜　味苦辛[52]，温，纯阳[53]。主[54]温中，治霍乱腹冷痛，除冷气，治寒嗽[55]，温经破血[56]，去风。

葛[57]根　味甘，纯阳[58]。主消渴，身大热。解诸毒，疗伤寒中风头[59]痛，解肌发[60]表，出汗，开腠理。

白芷　味辛，纯阳。疗风邪，止渴、呕吐、头风侵目泪[61]出、头眩、目痒，治目赤胬[62]肉，排脓，治疮痍、癣疥，长肌肉，散阳明经之风。

黄芩　味苦，阴中微阳。酒炒上行，主[63]上部积血，非此不能除之。泄肺火而解肌热。肺苦[64]气[65]上[66]逆，急食苦以泄之，正谓此也。

麻黄　味苦，温，纯阳。去荣中之寒。主中[67]风、伤寒头痛。发表，出汗，通窍，开毛孔，治咳逆上气。

芍药　味苦酸，阴中之阳。白者补，赤者散。泻肝补脾胃。酒浸行经，止中部腹中痛。

藁[68]本　味辛[69]苦[70]，纯[71]阳。太阳行经药。治巅顶痛。

秦[72]艽　味苦辛，阴[73]中[74]微阳。去手阳明下牙痛[75]，主[76]寒热邪气[77]，寒湿风痹[78]，肢[79]节痛，无问新久，挛急，传尸，骨蒸。

地榆　味苦甘酸，阳[80]中[81]微[82]阴。主妇人乳疾，七伤，带下。治下部脓血。

白豆蔻　味辛，大温，纯阳。主积冷气，止呕逆翻胃，消谷榖下气，去太阳经目内大眦红筋。

大黄　味苦寒，纯阴。热淫于内，以苦泄之。酒浸入太阳经，酒洗入阳明经，馀经不用酒。下瘀血、血闭寒热，荡涤肠胃，推陈致新。

独活　味苦甘，平。头眩目晕，非此不能除。疗诸贼风，百节痛风，无问[83]新久。主风寒所击。

胡桐泪　味酸[84]苦，大寒[85]。主大毒热，心腹烦满。水和服之即[86]吐。治瘰疬，非[87]此不能除之。

牡蛎　味鹹，平[88]。主伤[89]寒寒热，温疟洒洒，惊恚怒气，痈疮鼠瘘，女[90]子[91]带下赤白。疗泄精，能软坚积。经曰[92]：鹹能软坚。

牡丹皮　味辛苦，寒，阴中之阳。主寒热中风，除癥坚瘀血留舍肠胃，妇人冷热血气，排脓，通经，凉骨热。

郁金　味辛苦，寒，纯阴。凉心，主血积[93]，下气，生肌，吐[94]血，破恶血，治阳毒入胃，下血频疼。

姜黄　味苦辛，大寒。无毒。治癥瘕[95]血[96]块，痈肿，通月经，消肿毒。

良姜　味辛，大温，纯阳。主胃中冷逆，霍乱腹痛，建脾胃。

款[97]冬花　味辛甘，纯阳。温肺止嗽，治肺萎劳嗽，消渴，喘息。

香[98]附子　味甘[99]，微[100]寒。除胃[101]中热，充皮毛，治一切气，并霍乱[102]吐泻腹痛[103]、肾气膀胱冷，消食下气。

黑附子　味辛[104]甘[105]，温，大[106]热，纯阳。治脾中太[107]寒，主风寒咳逆，温中。

大戟　味苦，阴中微阳。泻肺气，却能损真气。

京三棱　味苦，平，阴中微阳。治癥瘕癖积结块、胀满，治气胀，破积气，损真气。虚人勿用。

白及 味苦辛，平，阳中之阴。主痈肿恶疮，败疽，发背，瘰疬，肠风，痔漏，汤火伤。

甘遂 味苦，寒，纯阳[108]。水结胸，非此不能除。主大腹肿满，能泻十二种水气肿满。

白敛 味苦甘。主痈肿[109]疽疮，涂一切肿毒，傅疔疮、火灼疮，治[110]发背[111]。

葳[112]灵仙 味苦[113]，纯[114]阳。主诸风湿冷，宣通五脏，去腹内癖滞，腰膝冷[115]痛及折伤。

射[116]干 味苦，平，阳中之阴。主咳逆上气，喉[117]痹咽痛，消肿毒，通女人月经，消瘀血。

蜀漆 味辛，平，纯阳。破腹中癥瘕坚结、痞气、积聚邪气，主瘴鬼、久疟不瘥。

南星 味甘辛，阴中之阳。主中风，降[118]痰，麻痹，下气。破坚积，消痈肿，利胸膈，散血堕胎。

半夏 味苦辛，阴中之阳。主中风，除痰。生温，熟[119]寒。健[120]脾胃，止呕吐，去胸中痰满。

马兜铃 味苦，寒，阴中之阳。主肺热咳嗽，痰结喘促，安肺气，补肺。

灯[121]心草 味甘，纯[122]阳。利小便。

葫[123]芦巴 味苦[124]，纯阳[125]。治元脏虚寒，肾经虚冷，膀胱疝气。

白附子[126] 味辛甘[127]，微温，纯阳。主血痹，行药势，中风失音。

槐花　味苦，平，纯阴。凉大肠热，去皮肤风、肠风泻血。

茯神　味甘，平，纯阳。疗风眩，风虚，辟不祥。主止惊悸，开心益智，安魂魄，养精神。心虚非此不能除之。

槐实　味苦、酸、鹹。治口齿风、五内邪气热，止涎[128]唾，治大肠热，妇人乳瘕。

琥珀　味甘，平，纯阳。安五脏，定魂魄，杀精魅，消瘀血，通五淋，利小便。

沉香　味辛，热，纯阳。调中，补五脏，益精壮阳，补肾、暖腰膝，去风水毒肿，去[129]恶气邪气。

檀香　味甘[130]苦，阳[131]中微阴。主心腹霍乱，中恶，引胃气上升[132]，进饮食[133]。

乳[134]香[135]　味苦辛[136]，热[137]，纯阳。定诸经之疼痛，疗风水肿毒，去恶气心腹痛，入丸散用之。微炒，杀毒，得[138]不粘。

川楝[139]子　味苦，寒，阴中之阳。止下部腹痛。心暴痛，非此不能除。

竹叶　味苦，平，大寒，阴中微阳。凉心经，除烦热，治心狂，消渴，压金石毒。

吴茱萸　味辛，温，大热，阳中微阴。主心腹疼痛，温中下气，温胃去痰冷。

山茱萸　味酸，平，微温，阴中之阳。温肝。主心下邪气，暖腰膝，助水脏，除一切风，逐一切冷。

蜀[140]椒　味辛，温，大热，纯阳。温中，明目，逐骨节皮肤死肌、寒湿痹[141]痛。

郁李[142]仁　味酸[143]，平[144]，阳中之阴[145]。主大腹水肿、面目四肢浮肿[146]，破血[147]，润[148]燥。

龙骨　味甘，平，纯[149]阳。能固大肠脱。

草豆蔻　味辛，纯阳。益脾胃，去寒。又治客寒、心胃痛。[150]

豉　味苦，寒，纯阴。去心中懊忱。伤寒头烦躁。[151]

炒麴　味辛，纯阳。益胃气。

黄檗　味苦辛，苦厚，微辛，阴中之阳，降也。泻膀胱之热，亦利下窍。

红花　味辛，温，阴中微阳。入心养血，亦主蛊毒下血，产后血晕心闷。

朱砂　味甘，寒，纯阴。心热者，非此不能除之。

赤石脂　味甘酸，阴中之阳。主养心气，明目益精，疗腹痛[152]泄澼[153]、下[154]利赤白。白石脂同。

芎䓖　味辛，温，纯[155]阳。主中风入脑、头面风。

茜[156]根　味苦[157]，寒[158]，阴中之阳。去诸死血。

王不留行　味苦甘[159]，阳中之阴。主金疮，止血，乳痈。

通草　味辛甘，纯阳。能泻肺，利小便。

瞿麦　味苦辛，寒，阳中之阴。利小便，为君。去梢用穗。

瓜蒌根　味苦，寒，纯阴。心中枯渴者，非此不能除。

防己　味辛苦，寒，纯阴。泄湿气。

艾叶　味苦，微温，阴中之阳。主灸百病，温胃。

菊花　味苦甘。养目血，治头风、头眩。明目。

巴豆　味辛，温，生温熟[160]寒。去胃中寒湿[161]，荡涤五脏六腑，通闭塞。

地[162]骨皮　大寒，纯阴。凉血，去皮肤骨节间热。

乌[163]头　味辛[164]甘[165]，温，大热，纯阳。主中风，除寒湿痹。

恶实　味[166]辛[167]，平[168]，甘，温。主明目，补中。除风及皮肤风，通十二经[169]。

硇砂　味咸苦[170]辛，温，有毒。破坚癖，去积，破结血，烂胎[171]。独味不用，宜[172]入群队用之。

茯苓　味甘，纯阳。渗泄，止渴。

注：

[1] 止：原作"正"，据《洁古老人珍珠囊》及《本草发挥》改。

[2] 苦甘：原文蚀损，据《洁古老人珍珠囊》补。

[3] 微寒：原文蚀脱，据《政和本草》录《本经》文补。

[4] 微温：原文蚀损，据《政和本草》《本草发挥》"海藏云"补。

[5] 勿：原文蚀损，据《本草发挥》"洁古云"补。

[6] 用如短气：原文蚀脱，据《本草发挥》"洁古云"补。

[7] 则：原文蚀损，据字形及《本草发挥》"洁古云"补。

[8] 甘草味甘生寒：原文蚀脱，据《本草发挥》"东垣云"补。

[9] 茎胸中：原文蚀损，据《本草发挥》"洁古云"补。

[10] 胸中：原文蚀损，据《本草发挥》"洁古云"补。

[11] 羌：原文蚀损，据字形及《本草发挥》"洁古云"补。

[12] 去：原文蚀损，据《本草发挥》"东垣云"补。

[13] 主手少：原文蚀脱，据《本草发挥》"东垣云"补。

[14] 经：原文蚀损，据《本草发挥》"东垣云"补。

[15] 头：原文蚀脱，据《本草发挥》"东垣云"补。

[16] 痛：原文蚀损，据《本草发挥》"东垣云"补。

[17] 泽：原文蚀损，据字形补。

[18] 泄：原脱，据《洁古老人珍珠囊》补。

[19] 茵：原文蚀脱，据《洁古老人珍珠囊》补。

[20] 陈：原文蚀损，据《洁古老人珍珠囊》补。

[21] 甘阴中：原文蚀损，据《洁古老人珍珠囊》补。

[22] 生地黄味苦甘性：原文蚀脱，据《洁古老人珍珠囊》补。

[23] 寒：原文蚀损，据《洁古老人珍珠囊》补。

[24] 凉：原文蚀损，据《洁古老人珍珠囊》补。

[25] 血去热：原文蚀脱，据《洁古老人珍珠囊》补。

[26] 味苦纯阴酒：原文蚀脱，据《洁古老人珍珠囊》补。

[27] 微：原文蚀损，据字形补。

[28] 甘：原文蚀损，据《本草发挥》"主治秘诀补"。

[29] 辛纯阳破滞：原文蚀损，据《洁古老人珍珠囊》补。

[30] 壳：原文蚀损，据《洁古老人珍珠囊》补。

[31] 味苦酸阴中：原文蚀脱，据《洁古老人珍珠囊》补。按：

《沽古老人珍珠囊》"破气"之后，有"泄肺中不利之气"七字。

[32] 枳实味苦酸纯阴：原文蚀脱，据《沽古老人珍珠囊》补。按：《沽古老人珍珠囊》"法胃中湿热"之后，有"消心下疼痞"五字。

[33] 厚：原文蚀脱，据《本草发挥》"东垣云"补。

[34] 朴：原文蚀损，据《本草发挥》"东垣云"补。

[35] 苦阳：原文蚀损，据《本草发挥》"东垣云"补。

[36] 则：原文蚀损，据字形补。

[37] 治赤：原文蚀脱，据《本草发挥》"洁古云"补。

[38] 带：原文蚀损，据《本草发挥》"洁古云"补。

[39] 带：原文误作"滞"，据《本草发挥》"洁古云"改。

[40] 心：原文无。点校辑补者据《本草发挥》"东垣云"补。

[41] 保定：原文蚀损，据字形补。

[42] 按：《本草发挥》此后有（东垣）"又云：补心气不足及治血妄行。甘平补不足。"

[43] 枯乳汁不：原文蚀脱。据《本草发挥》"洁古云"补。

[44] 行：原文蚀损，据《本草发挥》"洁古云"补。

[45] 味：原文蚀损，据《本草发挥》"东垣云"补。

[46] 子味酸温主：原文蚀脱，据《本草发挥》"东垣云"补。

[47] 补：原文蚀损，据《本草发挥》"东垣云"补。

[48] 不足：原文蚀脱，据《本草发挥》"东垣云"补。

[49] 阳：原文蚀损，据字形补。

[50] 治：原文误作"沼"，据《本草发挥》"东垣云"改。

[51] 四：原文蚀损，据字形补。

[52] 苦辛：原文蚀损，据字形及《本草发挥》"东垣云"补。

［53］温纯阳：原文蚀脱，据《本草发挥》"东垣云"补。

［54］主：原文蚀损，据《本草发挥》"东垣云"补。

［55］寒嗽：原文蚀损，据字形及《本草发挥》"东垣云"补。

［56］温经破血：原文蚀脱，据《本草发挥》"东垣云"补。

［57］葛：原文蚀损，据《本草发挥》"东垣云"补。

［58］根味甘纯阳：原文蚀脱，据《本草发挥》"东垣云"补。

［59］头：原文蚀损，据字形及《本草发挥》"东垣云"补。

［60］解肌发：原文蚀损，据字形及《本草发挥》"东垣云"补。

［61］目泪：原文蚀损，据字形补。

［62］胬：原文作"努"，《本草发挥》亦作"努"，点校辑补者据当前习用病名径改。

［63］主：原文蚀损，据字形补。

［64］苦：原文蚀损，据字形《本草发挥》"洁古云"及《素问·脏气法时论》补。

［65］气：原文蚀脱，据《素问·脏气法时论》、《本草发挥》"洁古云"补。

［66］上：原文蚀损，据字形《本草发挥》"洁古云"及《素问·脏气法时论》补。

［67］中：原文蚀损，据字形补。

［68］蘽：原文蚀脱，据《洁古老人珍珠囊》补。

［69］本味辛：原文蚀损，据《洁古老人珍珠囊》补。

［70］苦：原文蚀脱，据《洁古老人珍珠囊》补。

［71］纯：原文蚀损，据字形补。

［72］秦：原文蚀损，据《本草发挥》"东垣云"补。

［73］芜味苦辛阴：原文蚀脱，据《本草发挥》"东垣云"补。

[74] 中：原文蚀损，据《本草发挥》"东垣云"补。

[75] 去……痛：据考，见《本草发挥》引"主治秘诀"。

[76] 主：原误作"生"，据《本草发挥》"东垣云"改。

[77] 气：原文蚀损，据《本草发挥》"东垣云"补。

[78] 寒湿风痹：原文蚀脱，据《本草发挥》"东垣云"补。

[79] 肢：原文蚀损，据《本草发挥》"东垣云"补。

[80] 甘酸阳：原文蚀损，据《本草发挥》"东垣云"补。

[81] 中：原文蚀脱，据《本草发挥》"东垣云"补。

[82] 微：原文蚀损，据《本草发挥》"东垣云"补。

[83] 问：原文蚀损，据字形补。

[84] 味酸：原文蚀损，据《本草发挥》"东垣云"补。

[85] 苦大寒：原文蚀脱，据《本草发挥》"东垣云"补。

[86] 即：原文蚀损，据《本草发挥》"东垣云"补。

[87] 吐治瘰疬非：原文蚀脱，据《本草发挥》"洁古云"补。

[88] 牡蛎味咸平：原文蚀脱，据《本草发挥》"东垣云"补。

[89] 主伤：原文蚀损，据《本草发挥》"东垣云"补。

[90] 女：原文蚀脱，据《本草发挥》"东垣云"补。

[91] 子：原文蚀损，据《本草发挥》"东垣云"补。

[92] 曰：原文蚀损，据字形补。

[93] 积：原文蚀损，据字形补。

[94] 吐：《本草发挥》"东垣云"作"止"。

[95] 瘕：原文蚀脱，据《本草发挥》"东垣云"补。

[96] 血：原文蚀损，据《本草发挥》"东垣云"补。

[97] 款：原文蚀损，据字形补。

[98] 香：原文蚀损，据《本草发挥》"东垣云"补。

[99] 附子味甘：原文蚀脱，据《本草发挥》"东垣云"补。

[100] 微：原文蚀损，据《本草发挥》"东垣云"补。

[101] 胃：《本草发挥》"东垣云"作"胸"。点校辑补者认为由此可见香附子既入胃经，也入肺经和心经。

[102] 乱：原文蚀损，据《本草发挥》"东垣云"补。

[103] 吐泻腹痛：原文蚀脱，据《本草发挥》"东垣云"补。

[104] 味辛：原文蚀损，据《本草发挥》"东垣云"补。

[105] 甘：原文蚀脱，据《本草发挥》"东垣云"补。

[106] 温大：原文蚀损，据《本草发挥》"东垣云"补。

[107] 太：《本草发挥》"东垣云"作头。

[108] 苦寒：考《济生拔萃》第五卷《洁古老人珍珠囊》不作"苦寒纯阳"，云"甘，纯阳"。

[109] 苦甘主痈肿：原文蚀损，据《本草发挥》"东垣云"补。

[110] 疮治：原文蚀损，据《本草发挥》"东垣云"补。

[111] 发背：原文蚀脱，据《本草发挥》"东垣云"补。

[112] 葳：原文蚀损，据《本草发挥》"东垣云"补。

[113] 灵仙味苦：原文蚀脱，据《本草发挥》"东垣云"补。
又：考《济生拔萃》第五卷《洁古老人珍珠囊》"苦"，作"甘"。

[114] 纯：原文蚀损，据《本草发挥》"东垣云"补。

[115] 膝冷：原文蚀损，据《本草发挥》"东垣云"补。

[116] 射：原文蚀损，据字形补。

[117] 喉：原文蚀脱，据《本草发挥》"东垣云"补。

[118] 降：原文蚀脱，据《本草发挥》"东垣云"补。

[119] 熟：原作"热"，据《本草发挥》"东垣云"改。

[120] 健：原文作"建"，点校辑补者据常理径改。

［121］灯：原文蚀脱，据《洁古老人珍珠囊》补。

［122］甘纯：原文蚀损，据《洁古老人珍珠囊》补。

［123］葫：原文蚀损，据《本草发挥》"东垣云"补。

［124］芦巴味苦：原文蚀脱，据《本草发挥》"东垣云"补。

［125］纯阳：考《本草发挥》"东垣云"亦作"纯阳"，而《济生拔萃》第五卷《洁古老人珍珠囊》作"纯阴"。宜存疑，待进一步研究。

［126］子：原文蚀损，据《本草发挥》"东垣云"补。

［127］味辛甘：原文蚀脱，据《本草发挥》"东垣云"补。

［128］涩：原误作"诞"，点校辑补者据常理径改。

［129］水毒肿去：原文蚀损，据《本草发挥》"东垣云"补。

［130］味甘：原文蚀损，据《济生拔萃》第五卷《洁古老人珍珠囊》补。

［131］苦阳：原文蚀脱，据《济生拔萃》第五卷《洁古老人珍珠囊》补。

［132］升：原文蚀损，据《济生拔萃》第五卷《洁古老人珍珠囊》补。

［133］进饮食：原文蚀脱，据《济生拔萃》第五卷《洁古老人珍珠囊》补。

［134］乳：原文蚀脱，据《本草发挥》"东垣云"补。

［135］香：原文蚀损，据《本草发挥》"东垣云"补。

［136］辛：原文蚀脱，据《本草发挥》"东垣云"补。

［137］热：原文蚀损，据《本草发挥》"东垣云"补。

［138］得：原文无，今据《本草发挥》"东垣云"补。

［139］楝：原文作"练"，点校辑补者据当前惯用字径改。

［140］蜀：原文蚀损，据《本草发挥》"东垣云"补。

［141］痹：原文蚀脱，据《本草发挥》"东垣云"补。

［142］郁李：原文蚀损，据《本草发挥》"东垣云"补。

［143］李仁味酸：原文蚀脱，据《本草发挥》"东垣云"补。

［144］平：原文蚀损，据《本草发挥》"东垣云"补。

［145］味酸平，阳中之阴：按《洁古老人珍珠囊》作"苦辛，阴中之阳"，《本草发挥》"洁古云：苦辛，阳中之阴"，《本草发挥》"东垣云：味酸平，阴中之阳。"各书文字与本书有异。

［146］浮肿：原文蚀损，据《本草发挥》"东垣云"补。

［147］破血：原文蚀脱，据《本草发挥》"洁古云"补。

［148］润：原文蚀损，据《本草发挥》"洁古云"补。

［149］甘平纯：原文蚀损，据《本草发挥》"东垣云"补。

［150］又治客寒、心胃痛：据《洁古老人珍珠囊》补。

［151］伤寒头烦躁：据《洁古老人珍珠囊》补。

［152］腹痛：原文蚀损，据《本草发挥》补。

［153］泄澼：原文蚀脱，据《本草发挥》补。

［154］下：原文蚀损，据《本草发挥》补。

［155］芎䓖、味辛温纯：据《本草发挥》东垣"又云"补。

［156］茜：原文蚀脱，据《本草发挥》"洁古云"补。

［157］苦：原文蚀损，据《本草发挥》"洁古云"补。

［158］寒：原文蚀脱，据《本草发挥》"洁古云"补。

［159］甘：原文误作"干"，据《本草发挥》"洁古云"改。

［160］熟：原文误作"热"，今据《本草发挥》"东垣云"改。

［161］湿：原文误作"温"，今据《本草发挥》"东垣云"改。

［162］地：原文蚀损，据字形补。

［163］乌：原文蚀损，据《本草发挥》"东垣云"补。

［164］辛：原文蚀脱，据《本草发挥》"东垣云"补。

［165］甘：原文蚀损，据《本草发挥》"东垣云"补。

［166］恶实味：原文蚀损，据《本草发挥》"东垣云"补。

［167］辛：原文蚀脱，据《本草发挥》"东垣云"补。

［168］平：原文蚀损，据《本草发挥》"东垣云"补。

［169］经：原文蚀损，据《本草发挥》"东垣云"补。

［170］鹹苦：原文蚀损，据《本草发挥》"东垣云"补。

［171］胎：原文蚀损，据《本草发挥》"东垣云"补。

［172］宜：原文作"宣"，今改。

第三章 五脏主治药象

肝苦急，甘以缓之：甘草。肝欲散，以辛者：川芎；补，以辛者：细辛；泻，以酸者：白芍药[1]。

心苦缓，酸以收之：五味子。心欲软，以鹹者：芒硝；补，以鹹者：泽泻；泻，以甘者：人参、甘草、黄芪。

脾苦湿，苦以燥之：白术。脾欲缓，以甘者：甘草[2]；补[3]，以甘者：人参[4]；泻，以苦者：黄连。

肺苦气[5]上逆[6]，苦以泄之：黄芩。肺欲收，以酸者：白芍药[7]；补[8]，以酸[9]者：五味子；泻，以辛者：桑白皮。

肾[10]苦燥，辛以[11]润之：黄檗（一本有知母）[12]。肾欲坚，以苦者：知母；补，以苦者：黄檗；泻，以鹹者：泽泻。

注：

[1] 白芍药：按《纲目》作"赤芍药"。《洁古老人珍珠囊》作"白补辛散"。

[2] 甘草：按《纲目》作"炙甘草"。

[3] 补：原文蚀损，据字形补。

[4] 人参：原文蚀损，据《汤液本草》及《本草发挥》补。

[5] 苦气：原文蚀损，据字形、《素问·脏气法时论》及《本草发挥》"脏气法时补泻法"补。

[6] 上逆：原文蚀脱，据《汤液本草》及《本草发挥》补。

［7］药：原文蚀损，据《汤液本草》及《本草发挥》补。

［8］补：原文蚀损，据《汤液本草》及《本草发挥》补。

［9］以酸：原文蚀脱，据《汤液本草》及《本草发挥》补。

［10］肾：原文蚀损，据《汤液本草》及《本草发挥》补。

［11］辛以：原文蚀损，据《汤液本草》及《本草发挥》补。

［12］黄檗（一本有知母）：按《汤液本草》作"知母，黄檗"。《纲目》作"黄檗，知母"。

第四章　制方之法

夫药有寒热温凉之性，酸苦辛鹹甘淡之味，各有所能，不可不通矣。药之气味，不比同气之物，味皆鹹，其气皆寒之类是也。凡同气之物，必有诸味；同味之物，必有诸气。互相气味各有厚薄，性用不等，制其方者，必且明其用矣。

经曰：味为阴，味厚为纯阴，味薄为阴中之阳，然味薄则通，厚则泄；气为阳，气厚为纯阳，气薄为阳中之阴，然气厚则发热，薄则发泄。

又曰：辛甘发散为阳，酸苦涌泄为阴；鹹味涌泄为[1]阴，淡味[2]渗[3]泄为阳。凡此之味，各有所能。

然，辛能散结润燥[4]，苦能燥[5]湿软坚，鹹能软坚，酸能收缓、收散，甘能缓急，淡能[6]利[7]窍。

故经曰：肝苦急，急食甘以缓之；心苦缓，急食酸以[8]收之；脾苦湿，急食苦以燥之；肺苦气上[9]逆，急食苦以泄之；肾苦燥，急食辛以润之，开腠理，致津液，通气也。

肝欲散，急食辛以散之，以辛补之，以酸泻之；心欲软，急食鹹以软之，以鹹补之，以甘泻之；脾欲缓，急食甘以缓之，以甘补之，以苦泻之；肺欲收，急食酸以收之，以酸补之，以辛泻之；肾欲坚，急食苦以坚之，以苦补之，以鹹泻之。凡此者，是明其气味之用也。若用其味，必明其气之可否；若用其气，必明其味之所宜。

识其病之标本，脏腑之寒热、虚实、微甚、缓急，而用其药之气味，随其证而制其方也。

是故方有君臣佐使，轻[10]重缓急，大小反正逆从之制也。主治病者为[11]君，佐君[12]者为臣，应臣者为使。用此随病之所[13]宜，而又[14]赞[15]成[16]方而用之。

君一臣二，奇之制也。君二臣四[17]，偶之制也。君二臣三，奇之制也。君四臣六，偶之制也。

去咽嗌之病者，近者奇之。治肾肝之病者，远者偶之。汗者不可以奇，下者不可以偶。补上治上制以缓，补下治下制以急。急者气味厚，缓者气味薄。薄则少服而频食，厚则多服而顿食。

又当明五气之郁：木郁达之，谓吐令条达也；火郁发之，谓汗令舒散也；土郁夺之，谓下之令无壅碍也；金郁泄之，谓解表、利小便也；水郁折之，谓仵[18]制其冲逆也。凡此五者，乃治病之大要也。

注：

[1] 为：原文蚀损，据《本草发挥》"制方之法"补。

[2] 味：原文蚀损，据《本草发挥》"制方之法"补。

[3] 渗：原文蚀损，据《本草发挥》"制方之法"补。

[4] 结润燥：原文蚀损，据《本草发挥》"制方之法"补。

[5] 能燥：原文蚀损，据《本草发挥》"制方之法"补。

[6] 急淡能：原文蚀损，据《本草发挥》"制方之法"补。

［7］利：原文蚀脱，据《本草发挥》"制方之法"补。

［8］酸以：原文蚀损，据《本草发挥》"制方之法"补。

［9］上：原文蚀损，据《本草发挥》"制方之法"补。

［10］臣佐使轻：原文蚀损，据《本草发挥》"制方之法"补。

［11］者为：原文蚀损，据《本草发挥》"制方之法"补。

［12］佐君：原文蚀损，据《本草发挥》"制方之法"补。

［13］所：原文蚀脱，据《本草发挥》"制方之法"补。

［14］又：原文蚀损，据《本草发挥》"制方之法"补。

［15］赞：原文蚀脱，据《本草发挥》"制方之法"补。

［16］成：原文蚀损，据《本草发挥》"制方之法"补。

［17］四：原文蚀损，据《本草发挥》"制方之法"补。

［18］件：原文作"杵"，《本草发挥》"制方之法"无此字。

第五章　主治法象随证治病

头[1]痛须用川[2]芎，如不愈，加各引经药：

太阳[3]　羌活（一本有川芎[4]）。

阳明　香白芷。

少阳　柴胡。

太阴　苍术。

少阴　细辛。

厥阴　吴茱萸。

顶巅痛，须用藁本，去川芎。

肢节痛，须用羌活，去风湿亦宜用之。

腹痛，须用芍药，恶寒而痛加桂，恶热而痛加黄檗。

心下痞，须用枳实、黄连。

肌热及去痰，须用黄芩，肌热亦用黄芪。

腹胀，用姜制厚朴。

虚热，须用黄芪，止虚汗亦然。

胁下痛，往来寒热，日晡潮热，须用柴胡。

脾胸受湿，沉困无力，怠惰嗜卧，去痰，用白术。

破滞气，用枳壳，高者用之，然能损胸中至高之气[5]，二三服而已，不可多服。

破滞血[6]，用桃仁、苏木。

补[7]血不足，可用[8]甘草。

去[9]痰，用半夏，热痰加黄芩，风痰加南星，胸中寒痰痞塞用陈皮、白术，然多用则泻脾胃。

腹中窄狭，用苍术。

调气，用木香。

补气，用人参。

和血，用当归。凡血受病者皆用之。

去下焦湿肿及痛，并膀胱有火邪者，必用酒洗汉防己、黄檗、知母、草龙胆。

去上焦湿及热，须用黄芩，泻肺火故也。

去[10]中焦湿热与痛，用黄连，泻心火故也。

去[11]滞气，用青[12]皮，勿多服，多则泻人真气。

渴者，用[13]乾葛、茯苓，禁用半夏。

嗽者，五味子。

喘者，用阿胶。

宿食不消，用黄连、枳实。

胸中烦躁，用栀子仁。

水泻，用白术、茯苓、芍药。

气刺痛，用枳壳，看何经，分以引经药导使之行则可。

血刺痛，用当归，详上下用根梢。

疮痛不可忍者，用苦寒药，如黄连、黄芩，详上下分根梢及引经药用则可。

眼痛不可忍者，用黄连、当归根，以酒浸煎。

小便黄，用黄檗；数者、涩者，或加泽泻。

腹中实热，用大黄、芒硝。

小[14]腹痛，用青[15]皮。

茎[16]中痛，用生甘草梢。

惊悸恍惚，用茯神。

饮水多致伤脾者，用白术、茯苓、猪苓。

胃脘痛，用草豆蔻。

凡[17]用纯寒纯热药，必用甘草以缓其力也，寒热相杂亦用甘草调和其性也，中满者禁用。经曰：中满者勿食甘。

注：

[1] 头：原文蚀脱，据《本草发挥》"随证治病药品"补。

[2] 用川：原文蚀损，据《本草发挥》"随证治病药品"补。

[3] 太阳：原文蚀损，据《本草发挥》"随证治病药品"补。

[4] 本川芎：原文蚀损，据《本草发挥》"随证治病药品"补。

[5] 气：原文蚀损，据《本草发挥》"随证治病药品"补。

[6] 血：原文蚀损，据《本草发挥》"随证治病药品"补。

[7] 补：原文蚀损，据《本草发挥》"随证治病药品"补。

[8] 不足可用：原文蚀损，据《本草发挥》"随证治病药品"补。

[9] 去：原文蚀损，据《本草发挥》"随证治病药品"补。

[10] 去：原文蚀损，据《本草发挥》"随证治病药品"补。

[11] 去：原文蚀损，据《本草发挥》"随证治病药品"补。

[12] 用青：原文蚀损，据《本草发挥》"随证治病药品"补。

［13］用：原文蚀损，据《本草发挥》"随证治病药品"补。

［14］小：原文蚀损，据《本草发挥》"随证治病药品"补。

［15］痛用青：原文蚀损，据《本草发挥》"随证治病药品"补。

［16］茎：原文蚀损，据《本草发挥》"随证治病药品"补。

［17］凡：原文作"肌"，据《汤液本草》"东垣先生用药心法随证治病药品"改。

第六章 各经引用

太阳经：羌活；在下者黄檗。膀胱、小肠也。

少阳经：柴胡、川芎；在下者青皮。胆、三焦也。

阳明经：升麻[1]、白芷；在下者石膏。胃、大肠也。

太阴经：白芍药。脾、肺也。[2]

少阴经：知母。肾、心也。[3]

厥阴经：青皮；在上者柴胡。肝、包络也。"[4]

注：

[1]升麻：原文蚀损，今据《本草发挥·各经引用》补。

[2]按：《本草发挥·各经引用》作"太阴经：足，脾，白芍药；手，肺，桔梗也"。

[3]按：《本草发挥·各经引用》作"少阴经：足，肾，知母；手，心，黄连、独活也。"

[4]按：《本草发挥·各经引用》此后尚有"同少阳。以上十二经之的药也。"

第七章　五脏补泻

肝

虚，以陈皮、生姜之类补之。《经》曰"虚则补其母"，水能生木，肾乃肝之母。肾，水也。肝，木也。若以补肾：熟地黄、黄檗是也。如无他证，惟补不足，"钱氏地黄丸"主之。

实，则以白芍药[1]泻之，如无他证，"钱氏泻青丸"主之；"实则泻其子"，心乃肝之子，以"甘草泻心汤"主之。

心

虚，以炒盐补之。"虚则补其母"，木能生火，肝乃心之母。肝，木也。心，火也。以生姜补肝，如无他证，"钱氏安[2]神丸"主之。

实，则甘草泻之，如无他证，以钱氏方中重则"泻心汤"、轻则"导赤散"主之。

脾

虚，以甘草[3]、大枣之类补之。如无他证，以钱氏"益黄[4]散"主之。心乃脾之母，以炒盐补心。

实，则枳实泻之，如无他证，以"泻黄散"泻之；肺乃脾之子，以桑白皮泻肺。

肺

虚，则以五味子补之，如无他证，以"钱氏阿胶散"补之。"虚则补其母"，以甘草[5]补脾土。

实，则桑白皮泻之，如无他证，以"钱氏泻白散"泻之；"实则泻其子"，以泽泻泻肾水。

肾

虚，则以熟地黄、黄檗补之。

实，则以泽泻泻之。肾本无实，不可泻。钱氏只[16]有所谓"补肾地黄丸"，无泻肾之药[7]。肺乃肾之母，金生水也，以五味子补肺而已。

以[8]上"五脏补泻"，《内经·脏气法时论》中言之。欲究其详，精观本论。

注：

[1]芍药：按《纲目》作"甘草"。

[2]安：原文蚀损，据字形补。

[3]甘草：原文蚀损，据《汤液本草》《本草发挥》补。

[4]益黄：原文蚀脱，据《汤液本草》《本草发挥》补。

[5]甘草：按《纲目》作"五味子"。

[6]只：原作"止"。

[7]按：《纲目》云"实则泻子，芍药"。

[8]以：原作"已"。

第八章　用药凡例

凡解利伤风，以防风为君，甘草、白术为佐。经云：辛[1]甘发散为阳。风以辛散。防风味辛，乃治风通用，故以防风为君，甘草、白术为佐。

凡解利伤寒，以甘草为君，防风、白术为佐，是寒以甘发也。或有别证，于前"随证治病"药内选用。其分量以君臣论之。

凡眼暴发赤肿，以防风、黄芩为君以泻火，以黄连、当归根和血为佐，兼以各经药引之。

凡眼久病昏暗，以熟地黄、当归身为君，以羌活、防风为臣，甘菊花、甘草之类为佐。

凡痢疾腹痛，以白芍药、甘草为君，当归、白术为佐，见血前后以三焦热论。

凡水泻，以茯苓[2]、白术为君，芍药、甘草为佐。

凡诸风，以防风为君，随证药为佐。

凡嗽，以五味子为君。有痰者，半夏[3]为佐；喘者，阿胶为佐；有热无热俱以黄芩为佐，但分量多寡不同耳。

凡小便不通，以黄檗、知母为君，茯苓、泽泻为佐。

凡下焦有湿，草龙胆、防己为君，甘草、黄檗为佐。

凡痔漏，以苍术、防风为君，甘草、芍药为佐，详别证以加减。

凡诸疮，以黄连、当归为君，连翘、甘草、黄芩为佐。

凡疟疾，以柴胡为君，随所发之时与所属经，分用引经药佐之。

以上皆[4]用药之大要，更详别证于前"随证治病"药内逐旋加减用之。

注：

[1]辛：原文蚀损，据《汤液本草》及《本草发挥》"用药凡例"补。

[2]茯苓：原文蚀损，据《汤液本草》及《本草发挥》"用药凡例"补。

[3]夏：原文脱，据《汤液本草》及《本草发挥》"用药凡例"补。

[4]上皆：原文蚀损，据《汤液本草》及《本草发挥》"用药凡例"补。

第九章　脏腑泻火之药

黄连泻心火。

木通泻小肠火。

黄芩泻肺火[1]。

黄芩又泻大肠火。

柴胡泻肝火，须以黄连佐之。泻胆火同。

白芍药泻脾[2]火。

石膏泻胃火。

知母泻肾火。

黄檗泻膀胱火（又曰龙火，水中之火故曰龙火，膀胱水府火故也）。

柴胡泻三[3]焦火，黄芩佐之。

以上诸药，各泻其火，不惟正能如此，更有治病合[4]为君、合[4]为臣处，详其所宜而用，不可执一也。

注：

[1]按：《汤液本草》尚有"栀子佐之"四字，《本草发挥》于"黄芩"之前有"栀子"二字。

[2]脾：《本草发挥》作"肝"。

[3]三：原脱，据《汤液本草》及《本草发挥》补。

[4]合：当为"何"是。

第十章　五味所用

苦以泻之。

酸以收之。

辛以散之。

鹹以软之。

甘以发之，缓之。

淡以渗之，泄之。

详其所宜[1]而[2]用。

注：

[1]宜：原文蚀损，据《汤液本草》及《本草发挥》补。

[2]而：原文蚀损，据《汤液本草》及《本草发挥》补。

第十一章　药象气味主治心法

黄芩

味苦而甘，惟寒，味薄气厚，阳中阴也。泻肺中之火。

洁古云：利胸中之气，消膈上之痰。性苦寒，下利脓血稠粘，腹痛后重，身热久不可者，与芍药、甘草同除阳有馀，凉心，去热，通寒格。

芍药

味酸而苦，微寒，气薄味厚，阴也，降也。收脾经之阴气，能除腹痛，酸以收之，扶阳而收阴气，泄邪气，扶阴。与生姜同用，以温经、散湿、通寒格，和腹中痛。胃[1]气不通，肺燥气热，酸收，甘缓，下痢必用之药也。

黄连

味苦，性寒，味厚气薄，阴中阳也，升也。泻心经之火眼暴[2]发赤肿，及诸疮用之。苦寒者，主阳有馀，苦以除之也。安蛔虫，通寒格。

细辛

味辛，性温，气厚于味，阳也。止诸阳头痛，诸风通行之味。辛热，温阴之经，散水寒，治内寒。

阿胶

味甘辛，性平，味薄气厚，阳也，升也。补肺气不足，除阴不足。甘温，阴不足者，补之以血。

麻黄

味甘而苦，性微温，气味俱薄，阳也，升也。阳明经药，去表上之寒邪。甘缓热，去节，以解少阴经之[3]寒，散表寒，发浮热。

甘草

味甘，性平，阳也，升也。热药用之缓其热，寒药用之缓其寒。经云：甘以缓之。阳不足者，补之以甘。中满者禁用之。寒热相杂而用之，则调和其药性，使不相背戾。炙之以散表寒，除邪热，去咽痛，除热，缓正气，缓阴血，润肺。

茯苓

味甘而淡，性平，阳也。淡能利窍，甘以助阳，除湿之圣药也。味甘平，补阳益脾，逐水平火。寒淫所胜，小便不利，用淡味渗泄，为阳也。治水缓脾，生津导气。

人参

味甘而微苦，性微寒，气味俱轻，阳也。补元气不足，而泻肺气。甘温补阳。利止而脉不足者，是亡血也。人参补之，益脾气。与乾姜同用，补气，裹虚则腹痛，此药补之，是补其不足也。

白术

味苦而甘，性温，味厚气薄，阳中阴也。去诸经之湿而理脾胃。

洁古云：温中去湿，除热强胃，苍术亦同，但味颇厚耳，下行则用之。甘温补阳，益脾逐水，寒淫所胜，甘以缓脾，生津去湿，渴者用之。

半夏

味辛而苦，辛厚苦轻，阳中阴也。能胜脾胃之湿，所以化痰。渴者禁用。

桔梗

味辛而苦，性微温，味厚气轻，阳中阴也。肺经之药，利咽嗌胸膈气滞。以其色白，故属于肺，此用色之法也。辛苦微温，乃散寒呕，若咽中痛，非桔梗不能除之。

生姜

味辛而甘，性微温，气味俱轻，阳也。能制半夏、厚朴之毒，发散寒邪，益脾胃。与大枣同用，调和脾胃。辛温，与芍药同用，温经散寒，乃呕家之圣药也。辛以散之，呕为气不散故也。兼行阳气。

五味子

味酸而微苦，性[4]温，味厚气轻，阴中阳也，升也。

收肺气，补气不足。酸以收逆气，肺寒气逆，则此药与乾姜同治之。

枳实

味苦，性微寒。苦以泄之，治心下痞。洁古用治脾经积血，故能去心下痞。脾无积血，则心下不痞，散气消宿食。苦寒，炙乾，槌破，水渍之，以泄气除内热。

柴胡[5]

味苦，性平，微寒，气味俱轻，阳也，升也。少[6]阳经分之药，引胃气上升，苦寒以发散表热。

当归

味甘辛，大温，气味俱轻，阳也。治血通用。能除血刺痛，以甘故能和血，辛温以润内寒，当归之苦以助心散寒。

黄檗

味苦，性寒，味厚，阴中阳也。太阳引经之药，泻膀胱经火，补本经及肾不足。苦寒，安蛔虫，补下焦虚，坚肾。经曰：苦以坚之。

升麻

味甘而苦，性微寒，味薄气厚，阳中阴也。阳明本经药，发散本经风邪。元气不足，用此于阳中升举阳气上行。

知母

味苦，性寒，味厚，阴也，降也。泻肾中之火。苦寒，凉心去热。

厚朴

味苦而辛，大温，味厚，阴也。专去腹满，腹胀。祛邪气。

槟榔

味辛而苦，性温，味厚气轻，阴中阳也。苦以泄滞气，辛以散风邪，专破滞气，下行。

防风

味甘辛，性温，气味俱薄，浮而升，阳也。主治诸风，又为去湿之仙药，风能胜湿故也。

木香

味苦辛，性温，味厚于气，阴中阳也。散滞气，兼调气。

陈皮

味甘苦，性温，味厚，阴也。导胸中滞气，散阴邪气。有白术则补脾胃，无则泻脾胃。

羌活

味苦辛，性微温，气味俱轻，阳也，升也。太阳经本药，去温湿之风，除肢节痛。

连翘

味苦，性微寒，气味俱轻，阴中阳也。泻心经客热。诸疮须用[7]。疮家圣药也[8]。

川芎

味辛，性温，气厚，阳也。少阳经本药。治本经头痛及诸风。

白芷

味辛，性温，气味俱轻，阳也。阳[9]明经引药。治头痛及诸风。

地黄

味甘，微苦，味厚气薄，阴中阳也。生则性大寒而凉血，熟则性微寒而补肾。

枳壳

味苦而酸，性微寒，味薄气厚，阳也。利胸中气，胜湿化痰，不可多用，则损胸中至高之气。

黄芪

味甘微苦，性平，阳也。补五脏诸虚不足而泻阴火，去虚热，无汗则发之，有汗则止之。

独活

味辛而苦，性温，气厚味薄，阳也，升也。治风须用，及能燥湿。经曰：风能胜湿。

藁本

味苦，性微温，气厚味薄，阳也，升也。专治太[10]阳经头痛，其气雄壮。

藿香

味辛而苦，性微温，阳也。芳馨之气特助脾，开胃，止呕。

桃仁

味苦甘，性平，苦重于甘，阴中阳也。苦以泻滞血，甘以生新血，故破凝血者须用之，及去血中之热。

白豆蔻

味辛，性温，味薄气厚，阳也。专入肺经，去白睛翳膜。红者不宜多用。

猪苓

味甘苦而淡，性平，甘重于苦，阳也。苦以泄滞，甘以助阳，淡以利窍，故能除脾湿而利小便也。

青皮

味甘而辛，性寒，味厚，阴也，降也。足厥阴、少阳引经药也。有滞气则破滞气，无滞气则损元气。

天门冬[11]

味苦而甘，性[12]寒，味厚气薄，阴也。苦以泻滞[13]血，甘以[14]助元气，兼[15]治血妄行，此天门冬之功也。

木通

味甘而淡，性平，气厚味薄，阳也。通经利窍，去小肠之热。

附子

味辛而甘，性大热，阳也。散五脏六腑沉寒，其气亦阳，补诸不足，不宜多用。经云："壮火食气"故也。用之则须以生甘草缓之。辛热以温少阴经，以温[16]阳气。散寒发阴，必以辛热。湿淫所胜，腹中痛，用之补[17]虚胜寒。蛔动胃虚，则气壅满，甘者令人中满，去术加此，补阳散壅。

乾姜

味辛，性大热，味薄气厚，阳中阴也。发散寒邪，如多用则耗元气。盖辛以散之，而壮火食气也，须以生甘草缓之。辛热散内寒，散阴寒，肺寒与五味子同用，治嗽以胜寒蛔[18]。正气虚者发寒，与人参同用，补脾温胃，腹中寒甚，平以辛热也[19]。

大枣

味甘，温，气厚，阳也。甘以补脾经不足，温以缓阴血。

桂枝

味辛，性热，气味俱轻，阳也，升也，故能上行发散于表。收内寒则用牡桂，补阳则用柳桂。辛热散经寒，引导阳气，若热以使正气虚者，以辛润之，散寒邪，治奔豚。

石膏

味辛甘，性寒，除三焦热、伤寒头痛。甘寒，胃经大[20]寒药，润肺，除热，解肌，发汗。

泽泻

味甘鹹，性寒，味厚，阴也，降也。去旧水，养新水。鹹寒治水气。

栝楼根

味厚，阴也。止渴，生津液。苦寒与酸辛同用，导肿气。

麦门冬

味甘，性微寒，阳中阴也。补心气不足，及治血妄行。甘平补不足。去心用。

葛根

味甘，性寒，阳也。益阳生津，不可多用，恐损胃气。虚渴者非此不能除之。

杏仁

味甘苦，性温。散结润燥，散肺中风及热，是以风热嗽者用之。

大黄

味苦，性寒，气味极厚，阴也，降也。荡涤实热。

地榆

味苦甘而酸，性微寒，气味俱厚，阴也。去下焦之血。肠风下血及泻痢下血须用之。

诃子皮

味苦而酸，性平，味厚，阴也，降也。苦重酸轻。经云：肺苦气上逆，急食苦以泄之，酸以补之。苦重能泻肺气，酸轻不能补肺，故嗽药中不用此。

栀子

味苦，性大寒，味薄，阴中阳也。去心经客热.除烦躁。

甘菊花

味苦而甘，性寒。去翳膜，明目，治头风。

薄荷叶

味辛而苦，性温。上行之药。

地骨皮

味苦，性寒。去肌热及骨中之热。

吴茱萸

味苦，性大热，气味俱厚，阳中阴也。去胸中逆气，不宜多用，辛热恐伤元气。

桑白皮

味甘而辛，性平，甘厚辛薄。甘以助元气之不足，辛以泻肺气之有馀。

黑牵牛

味苦而辛，性寒。泻元气中湿热。凡饮食劳倦，皆血受病，若用牵牛泻之，是血病泻气，使气血俱虚损，所伤虽去，泻元气损人命不觉也。经云：毋盛盛、毋虚绝人长命，此之谓也，用者戒之。白色者亦同。

盆硝

味鹹，性寒。去实热。经云：热淫于内，治以鹹寒，此之谓也。

川乌头

味辛，大热。行经，散风邪，不宜多用。

草龙胆

味苦，性寒，气味俱厚，阴也。除两目赤肿，睛胀，瘀血[21]高起，疼痛不可忍，以柴胡为主，龙胆为使。治目中之疾，必用之药也。

苏木

味甘而酸辛，性平。甘胜于酸，而辛去风，与防风同。

红花

味辛而甘，性温。和血，与当归同。

蛇蜕皮

退翳膜用之，取其义也，与蝉蜕同。

赤石脂

味甘，温。筛末，去脱涩以固肠胃。

粳米

味甘，平，微寒。补正气。

猪肤

味甘，寒。猪，水畜也。其气先入肾，解少阴经客热。加白蜜以润燥除烦，白粉以益气断痢。

葱白

辛温，通阳气。味辛而甘，性温，气厚味薄，阳也。发散风寒。

猪胆汁

味鹹苦，寒。与人尿同。体补肝而和阴，引寔阳不被格拒，入心而通脉。

薤白

泻痢下重者，下焦气滞也，四逆散加薤白以[22]泄滞气。

乌梅

味酸，温。收肺气，阳也。

蜀椒

去汗。辛，热，以润心寒。

通草

甘，平。以缓阴血。

萎蕤

甘，平。润肺，除热。

白头翁

味苦，性寒。主下焦肾虚。纯苦以坚之。

秦皮

苦，寒。主热痢下重、下焦虚。经云：肾欲坚，急食苦以坚之。故用白头翁、黄连、黄檗、秦皮之苦剂也。

牡蛎

鹹，平。熬，泄水气。

蜀漆

辛，平。洗去腥。与苦酒同用，导胆。

葶苈

苦，寒。熬，与辛酸同用，导肿气。

商陆根

熬。辛酸。与苦酸同用，导肿气。

海藻

鹹，寒。洗去鹹。泄水气。

竹叶

辛，平。除热，缓脾而益元气。

注：

[1]胃：原作"谓"，据《汤液本草》"心云"改。

[2]暴：原文蚀损，据字形补。

[3]之：原作"也"，据《本草发挥》"东垣云"改。

[4]性：原作"惟"，今据《本草发挥》"东垣'又云'"改。

[5]柴胡：原文蚀损，据字形补。

[6]少：原文蚀损，据字形补。

[7]用：原文蚀损，据《汤液本草》"心云"补。

[8]连翘，微寒，经，热，诸：原文蚀损，据字形补。

[9]阳：原文脱。据《汤液本草》补。

[10]太：原作"大"，今据《汤液本草》"心云"改。

[11]天，冬：原文蚀损，据字形补。

[12]甘性：原文蚀损，据字形补。

[13]滞：原文蚀损，据字形补。

[14]甘以：原文蚀损，据字形补。

[15]兼：原文蚀损，据字形补。

[16]温：原作"湿"，据《本草发挥》"东垣云"改。

[17]补：原文脱，据《本草发挥》"东垣云"补。

[18]蛔：《汤液本草》亦作"蛔"，但《本草发挥》"东垣云"作"邪"。

[19]也：原文脱，据《本草发挥》"东垣云"补。

[20]大：原作"水"，据《本草发挥》"东垣云"改。

[21]血：《本草发挥》"洁古云"作"肉"。

[22]以：原文蚀损，据字形补。

第十二章　用药分两例

为君者最多，为臣者次之，佐使者又次之。药之于证，所主同者，则各等分也。

第十三章　用药生熟例

黄芩、黄连、黄檗、知母治病之在头面及手梢皮肤者，须用酒炒之，借酒力以上升也；咽之下、脐之上者，须用酒洗之；在下者生用。大凡熟升而生降也。

大黄须煨，恐寒损胃气也。

川乌、附子须炮，以制其毒也。

凡用上焦药，须酒洗，曝乾。

黄檗、知母，下部药也，久弱之人须合用之者，须酒浸曝乾，恐寒伤胃气也。

熟地黄酒洗亦然。

当归酒浸，助发散之用也。

第十四章　用药身梢例

凡根（在土者），中半已上，气脉上行也（以生苗者为根）；中半已下，气脉下行也（以入土者为梢）。病在中焦者用身，在上焦者用根，在下焦者用梢，盖根升而梢降也。

大凡用药，以头、身、梢分为上、下、中，病在人身半已上者，天之阳也，用头；在中焦者，用身；在人身半已下者，地之阴也，用梢，述类象形者也。

第十五章　用药丸散例

仲景云：剉如麻豆大，与㕮咀同意。夫㕮咀者，古之製也。古者，无铁刃，以口咬细，令如麻豆，为粗药，煎之使药水清，饮于腹中则易升、易散也，此所谓"㕮咀"也。今人以刃器剉如麻豆大，此㕮咀之易成也。若一概为细末，不分清浊矣。经云：清阳发腠理，浊阴走五脏，果何谓也！又曰：清阳实四肢，浊阴归六腑是也。㕮咀之法，取汁清易循行经络故也。

若治至高之病，加酒煎；以去湿，加生姜煎；补元气，以大枣煎；发散风寒，以葱白煎；去膈上病，以蜜煎。

散者，细末也，不循经络，止去膈上病及脏腑之病。

气味厚者，白汤调服。气味薄者，煎熟和租服。

服百丸者，治下部之疾，其丸极大而光且圆。治中焦者，次之。治上焦者，极小之。

稠糊麵丸者，取其迟化，直至下焦。

或酒或醋丸者，取其收、散之意也。

犯半夏、南星或去湿者，以生姜汁煮糊为丸，制其毒也。

稀糊丸者，取其易化也。

水浸宿，炊饼为者，及滴水为丸者，皆取易化也。

炼蜜为丸者，取其迟化而气循经络也。

蜡丸者，取其难化而旋旋施功也。

大抵，汤者荡也，去久病者用之。散者散也，去急病者用之。丸者缓也，不能速去其病，用药舒缓而治之也。

第十六章　古今方剂分两例

古今方剂锱铢分两与今不同。

谓如㕮咀者，即今剉如麻豆大是也。

云一升者，即今之大白盏也。

云铢者，六铢为一分，即今之二钱半也，二十四铢为一两也。

云三两者，即今之一两也。

云二两者，即今之六钱半也。

料例大者，即今三分之一足矣。

第十七章　脏腑生克为夫妻子母例

肝，木也。心，火也。脾，土也。肺，金也。肾，水也。生我者为父母，我生者为子孙。克我者为夫、为鬼贼，我克者为妻、为财。

木[1]生火，火生土，土生金，金生水，水生木，相生所以相继也。木克土，土克水，水克火，火克金，金克木，相克所以相治也。

假令木生火，木乃火之母，火乃木之子。木克土，木乃土之夫，土乃木之妻。

馀皆仿此。

注：

[1]木：原文误作"水"，据医理及《本草发挥》改。

第十八章 真珠囊药味口诀

1. 羌活

性温，味辛，气味俱薄，浮而升，阳也。其用有五：手足太阳引经，一也；风湿相兼，二也；去肢节痛，三也；除痈疽败血，四也；治风湿头痛，五也。

2. 升麻

味辛，性温，气味俱薄，浮而升，阳也。其用有四：手足[1]阳明引经，一也；升阳气于至阴之下，二也；阳明经头痛，三也；去风邪在皮肤及至高之上，四也。

3. 柴胡

性凉，味苦辛，气味俱薄，浮而升，阳中阴也。其用有四：手足少阳、厥阴引经，一也；寒热往来，二也；去胁痛，三也；疮疡癖积之在左，四也。欲升则用根而酒浸，欲中及下降则生用梢。

4. 香白芷

性凉，味辛，气味俱薄，浮而升，阳也。其用有三：手足阳明及肺之引经，一也；去头面及皮肤风湿燥痒与麻痹，二也；去阳明头痛，三也。

5. 防风

性温，味辛，气味俱薄，浮而升，阳也。其用有二：

主治诸风及去湿。

6. 当归

性温，味辛，气味俱薄，可升，可降，阳也。其用有三：心经药，一也；和血，二也；治诸病夜甚，三也。

7. 独活

性温，味辛，气味俱厚，浮而升，阳也。其用治诸风。

8. 木香

性温，味苦，气味俱厚，沉而降，阴也。其用调气。

9. 槟榔

性温，味苦，气薄味厚，沉而降，阴中阳也。其用破滞气，下行。

10. 藿香叶

性温，味苦辛，气厚味薄，浮而升，阳也。其用助胃气。

11. 川芎

性温，味辛，气薄，浮而升，阳也。其用有四：手少阳引经，一也；治诸经头痛，二也；助清阳之气，三也；去湿气之在头，四也。

12. 黄连

性寒，味苦，气味俱厚，可升，可降，阴中阳也。其用有五：泻心经热，一也；去中焦火，二也；诸疮必用，三也；去风湿，四也；赤眼暴发，五也。

13. 黄芩

性凉，味苦甘，气厚味薄，浮而升，阳中阴也。其用有九[2]：泻肺经热，一也；产后养阴退阳，二也；夏月须用，三也；去诸热，四也；上焦及皮肤风热，五也；利胸中气，六也；消膈上痰，七也；除上焦湿热及脾湿，八也；安胎，九也。单製，不製，分上中下也。

14. 大黄

性寒，味苦，气味俱厚，沉而降，阴也。其用有四：去实热，一也；除[3]下焦湿，二也；推陈致新，三也；消宿食，四也。用则酒浸，煨熟，寒因热用也。

15. 黄檗

性寒，味苦，气味俱厚，沉而降，阴也。其用有六：泻膀胱龙火，一也；利小便热结，二也；去下焦湿肿，三也；痢疾先见血，四也；去脐下痛，五也；补肾气不足、壮骨髓，六也。二製，治上焦；单製，治中焦；不製，治下焦。

16. 芒硝

性寒，味鹹，气薄味厚，沉而降，阴也。其用有三：热淫于内，一也；去肠中宿垢，二也；破坚积热块，三也。孕妇忌之。

17. 白术

性温，味甘、微苦，气味薄，浮而升，阳也。其用有九：温中，一也；去脾胃湿，二也；除脾胃热，三也；强脾胃，进饮食，四也；和脾胃，生津液，五也；主[4]肌热，六也；去四肢困倦，目不能开，怠惰嗜卧，不思饮食，七也；止渴，八也；安胎，九也。

18. 人参

性温，味甘，气薄味厚，可升可降，阴中阳也。其用有五：补诸虚不足，一也；益元气，二也；泻肺，三也；疮疡，排脓痛，四也；壮脾胃，五也。

19. 甘草

性寒，味甘，气薄味厚，可升可降，阴中阳也。其[5]用有五：和中，一也；补阳气，二也；调和诸药，三也；能缓其大过，四也；去寒邪，五也。腹胀则忌之。

20. 半夏

性凉，味苦辛，气味俱薄，沉而降，阴中阳也。其用有四：燥脾胃湿，一也；化痰，二也；益脾胃气，三也；消肿散结，四也。渴则忌之。

21. 陈皮

性寒，味辛，气薄味厚，浮而升，阳也。其用有三：去胸中寒邪，一也；破滞气，二也；同白术少用则益脾胃，三也，多用及独用则损脾胃。

22. 青皮

性寒，味苦，气味俱厚，沉而降，阴也。其用有五：厥阴、少阳之分有病则用之，一也；破坚癖，二也；散滞气，三也；去下焦湿，四也；治左壁积气，五也。

23. 枳壳

性寒，味苦，气厚味薄，浮而升，阳也；微降，阴中阳也。其用有四：破心下坚痞，一也；利胸中气，二也；化痰，三也；消酒食，四也。然不可多用，多用则损胸中至高之气。

24. 枳实

气味升降与枳壳同。其用有五：主心下痞，一也；化胸胁痰，二也；消宿食，三也；散败血，四也；破坚积，五也。

25. 桔梗

性凉，味甘苦，气薄味厚，浮而升，阳也。其用有五：利胸膈咽喉气壅及痛，一也；右壁滞气及积块，二也；肺部风热，三也；清利头目，四也；利窍，五也。

26. 知母

性寒，味苦，气味俱厚，沉而降，阴也。其用有三：泻肾经火，一也；作利小便之佐使，二也；痢疾脐下痛，三也。

27. 藁本

性温，味辛，气厚味薄，浮而升，阳也。其用有二：太阳头痛及顶脑痛，一也；头面遍身皮肤风湿，二也。

28. 生地黄

性寒，味苦，气薄味厚，沉而降，阴也。其用有三：凉血，一也；皮肤燥，二也；去诸热，三也。

29. 熟地黄

性温，味苦甘，气薄味厚，沉而降，阴也。其用有五：益肾水真阴，一也；和产后血气，二也；去脐腹急痛，三也；养阴退阳，四也；壮水之源，五也。

30. 五味子

性温，味酸，气薄味厚，可升可降，阴中阳也。其用有六：收敛散气，一也；止嗽，二也；补元气不足，三也；止泻痢，四也；生津液，五也；止渴，六也[6]。

31. 川乌头

性热，味辛甘，气厚味薄，浮而升，阳也。其用有六：除寒疾，一也；去心下坚痞，二也；温养脏腑，三也；治诸风，四也；破积聚滞气，五也；感寒腹痛，六也。

32. 白芍药

性寒，味酸，气厚味薄，升而微降，阳中阴也。其用有六：安脾经，一也；治腹痛，二也；收胃气，三也；止泻痢，四也；和血脉，五也；固腠理，六也。

33. 泽泻

性寒，味鹹，气味俱厚，沉而降，阴也。其用有四：入肾经，一也；去旧水、养新水，二也；利小便，三也；消疮肿，四也。

34. 薄荷叶

性凉，味辛，气味俱薄，浮而升，阳也。去高巅及皮肤风热。

35. 麻黄

性温，味甘辛[7]，气味俱薄，体轻清而浮升，阳也。其用有四：去寒邪，一也；肺经本经药，二也；发散风寒，三也；去皮肤寒湿及风，四也。

36. 厚朴

性温，味苦辛，气味俱厚，体重浊而微降，阴中阳也。其用有二：平胃气，一也；去腹胀，二也。孕妇忌之。

37. 杏仁

性温，味苦甘，味薄气厚，浊而沉降，阴也。其用有三：润肺气，一也；下降气，二也；消宿食，三也。

38. 巴豆

性热，味苦，气薄味厚，体重而沉降，阴也。其用有三：导气，一也；消积气及去脏腑停寒，二也；消化寒凉及生冷硬物所伤，三也。

39. 附子

性大热，味辛甘，气厚味薄，轻重得宜，可升可降，阳也。其用有三：去脏腑沉寒，一也；补助阳气不足，二也；温暖脾胃，三也，然不可多用。

40. 苍术

其用与白术同，但比之白术气重，及治足胫湿肿。

41. 秦艽

性平，味鹹，养血，荣筋。中风手足不遂者用之。

42. 白僵蚕

性微温，味微辛，气味俱薄，体轻清而浮升，阳也。去皮肤诸风。

43. 白茯苓

性平，味淡，气味俱薄，浮而升，阳也。其用有五：止泻，一也；开腠理，二也；利小便，三也；除虚热，四也；生津液，五也。

44. 白豆蔻

性大温，味辛，气味俱薄，轻清而升，阳也。其用有五：肺经本药，一也；散胸中滞气，二也；感寒腹痛，三也；温暖脾胃，四也；赤眼暴发，白睛红者，用少许，五也。

45. 地榆

性微寒，味微苦，气味俱厚，其体重而降，阴中阳也。专治下焦血。

46. 连翘

性凉，味微苦，气味俱薄，轻清而浮升，阳也。其用有三：泻心经客热，一也；去上焦诸热，二也；疮疡须用，三也。

47. 阿胶

性平，味淡，气味俱薄，浮而升，阳也。能补肺气不足，甘温以补血不足。

48. 桃仁

性微寒，味苦，气薄味厚，沉而降，阴也。其用有四：治热入血室，一也；去腹中滞血，二也；皮肤血热燥痒，三也；皮肤凝聚之血，四也。

49. 生姜

性温，味辛甘，气味俱厚，清浮而上升，阳也。其用有四：制厚朴、半夏毒，一也；散风邪，二也；温中去湿，三也；益脾胃药之佐，四也。

50. 石膏

性寒，味淡，气味俱薄，体重而沉降，阴中阳也，乃阳明经大寒之药。能寒胃气，令人不食，非腹有极热者不可轻用。

51. 桂枝

性热，味辛甘，气味俱薄，体轻而上行，浮而升，阳也。其用有四：去伤风头痛，一也；开腠理，二也；解表，三也；去皮肤风湿，四也。

52. 细辛

性温，味辛、微苦，气厚味薄，轻清上浮而升，阳中阴也。去风头痛及皮肤风热。

53. 栀子

性寒，味苦，味薄气厚，轻清上行，气浮而味降，阳中阴也。其用有四：去心经客热，一也；除烦躁[8]，二也；除上焦虚热，三也；治风热，四也。轻飘而象肺，色赤而象火，故能泻肺中火。

54. 葛根

性寒，味苦甘，气味俱薄，体轻上行，浮而微降，阳中阴也。其用有四：止渴，一也；解酒，二也；发散表邪，三也；发散小儿疮疹难出，四也。

55. 栝楼根

性寒，味苦，阴也。能解烦渴。心下枯者，非此不能除。

56. 吴茱萸

性热，味辛，气味俱厚，气浮而味降，阴中阳也。其用有四：去胸中满，一也；止心痛，二也；感寒腹中痛，三也；消宿酒，为白豆蔻之佐，四也。

57. 猪苓

性平，味淡，气味俱薄，升而微降，阳中阴也。其用与茯苓同，去心中懊恼。

58. 乾姜

性热，味辛，气味俱厚，半浮半沉，可升可降，阳中阴也。其用有四：通心气，助阳，一也；去脏腑沉寒，二也：发散诸经寒，三也；感寒腹痛，四也。

59. 苏木

性平，味甘而酸辛，阳中阴也。发散表裹风气，破死血。

60. 杜仲

性温，味辛，气味俱薄，沉而降，阳也。其用壮筋骨，及主足弱无力。

61. 草龙胆

性寒，味苦辛，气味俱厚，沉而降，阴也。其用有四：除下部风湿，一也；除湿热，二也；脐下至足肿痛，三也；寒湿脚气，四也。其用与防己同。

以上诸药，特举其大略言之，以为製方之阶也。其用有未尽者，更于"主治心法"中求之。

注：

[1]足：原文蚀损，据字形补。

[2]九：原作"五"，今据文中内容改。

[3]除：原作"阴"，据《本草发挥》改。

[4]主：原作"六"，据《本草发挥》改。

[5]其：原文蚀损，据字形补。

[6]止泻痢也：原脱，据《本草发挥》"东垣'又云'"补。

[7]辛：原作"平"，据《本草发挥》改。

[8]躁：原作"燥"，据《本草发挥》改。

第十九章 随证制方用药口诀

一、中风

中风手足不遂者，中腑也。病在表当先发汗，宜[1]用：

羌活　防风　升麻　柴胡　甘草各二钱[2]

作一服，取汗为度。然后行经、养血，宜用：

当归　秦艽　甘草　独活各一两

行经者，随经用之。

耳聋、眼瞀及口眼㖞斜者，中脏也。病在里当舒大便，然后行经。宜用：

白芷　柴胡　防风　独活各一两　川芎　薄荷各半两

右为末，炼蜜丸如弹子大，每服一丸，细嚼，温酒送下，茶清亦得。

注：

[1]宜：原文蚀损，据字形补。

[2]钱：原文蚀损，据字形补。

二、破伤风

破伤风脉浮为在表，当发汗；脉沉为在里，当下之，背后搐者，宜用：

羌活　防风　独活　甘草

面前搐者，宜用：

升麻　白芷　防风　独活　甘草

两旁搐者，宜用：

柴胡　防风　甘草

右边搐者，宜用：

柴胡　防风　甘草　加白芷。

三、目疾

目疾暴发赤肿，宜用：

羌活　防风　柴胡　白芷　升麻　黄连（二製）　黄芩（二製）

白睛红者，加白豆蔻少许，痛则以当归根为主。

四、泻痢及水泻

泻痢及水泻，宜用：

白术　甘草

水泻，米谷不化，加防风；

伤食泻，加大黄；

腹胀，加厚朴；

渴，加白茯苓；

腹痛，以白芍药、甘草[1]为主；

冬月，白芍药一半，白术一半；

夏月，加製黄芩；

先见脓血后见粪者，以黄檗为君，地榆为佐；

脓血相杂而下者，加製大黄；

大便后见脓血，加黄芩（二製），同当归用之；

身体困倦，目不欲开，口不欲言者，加黄芪、人参，沉重者，加製苍术；

腹不痛者，白芍药半之；

可[2]思饮食者，加木香、藿香；

裹急者，以大黄、芒硝、甘草主之；

后重者，以木香、槟榔、藿香和之。

注：

[1]草：原文蚀损，据字形补。

[2]可：《医学启源·泻痢水泄》作"不"。

五、疮疡

疮疡脉浮者为在表，宜行经。用：

黄连　黄芩　连翘　当归　人参　木香　槟榔　黄檗
泽泻

在腰以上者，用枳壳，仍以引经之药引至疮所。

以脉沉实者为在裹，当舒利脏腑。如要利时，于前药中加大黄，服取利为度，随其虚实定分两。

痛者以当归、黄芪止之。

六、妇人产前诸病

临月未诞者，凡有病先以黄芩、白术安胎药一服，然后用治病药。

发热及肌热者，宜用：

黄芩　黄连　人参　黄芪；

腹痛者，用：

白芍药　甘草；

感冒者，依前解利。

七、产后诸病

产后诸病忌用白芍药、柴胡、黄芩。

内有恶物上冲，胸胁痛者，用：大黄　桃仁；

血刺痛者，用：当归；

内伤发热者，用：黄连；

渴者，用：白茯苓。

凡一切诸证，各依前加法，惟渴者去半夏，喘嗽者去人参，腹胀者忌甘草。

八、小儿

小儿但见上窜、摇头、咬牙，即是心热：黄连甘草；

目连闪，是肝热：柴胡　防风　甘草；

左腮红是肝风，与：钱氏泻青丸；

右腮红是肺热，与：钱氏泻白散；

额上红者，心热也，与：黄连一味；

鼻上红者，脾热也，与：钱氏泻黄散；

颏上红者，肾热也：知母　黄檗（皆二製）　甘草（炙）；

凡治小儿，药味与大人皆同，只剂料差少耳。

凡小儿如见腮赤，目胞亦赤，呵欠[1]，嚏喷，惊悸，耳尖、手梢冷，即是疮疹，三日以后，其证不减，亦不见疮苗，用：

柴胡　升麻　甘草

以姜煎服，慎不可投以寒凉之剂及利动脏腑，使疮不能出，其祸不可测也。

凡养小儿，酒、肉、油腻、生冷、硬物及生[2]水等，不可与食，自无疳、癖二证。

凡见小儿惊风搐者，与破伤风同。

注：

[1]欠：原误作"火"，据医理改。

[2]生：原文脱，据医理补。

九、潮热

潮热者：黄连　黄芩　甘草；

辰戌时发者，加：羌活；

午间发者，加：黄连；

未时发者，加：石膏；

申时发者，加：柴胡；

酉时发者，加：升麻；

夜间发者，加：当归根；

若有寒者，加黄芪　人参　白术。

十、咳嗽

咳嗽有声无痰者，用：

生姜　麻黄　杏仁　五味子　防风　桔梗　甘草；

咳嗽无声有痰者，用：

白术　半夏　防风　五味子　枳壳　甘草；

冬月须用麻黄、陈皮少许。

咳嗽有声有痰者，用：

白术　半夏　五味子　防风；

咳嗽久不愈者，用：

枳壳　阿胶。

痰有五种：风痰，热痰，气痰，寒痰，湿痰也。详见"活法机要"中。

李东垣《用药真珠囊》终

跋[1]

书坊旧刊《药性真珠囊》，以余家所藏本校之，讹逸颇多焉。

苏州府检校戴公在任之中，勤于职事，凡事宜理者，必心思理之。念医学之建，救人于疾疢，其惠至大矣。困勉励诸医，访问医，察诸书，知《药性真珠囊》其言至简，至精，人[2]人易晓，其法易行。以所藏本，乃节已用，命医学刊之。俾人人见之，救夫疾疢，以称建医学。惠人之意焉。

洪武三十年冬，安阳韩伯翼识

注：

[1]原无"跋"字，今点校辑补者加。

[2]人：原文脱，今点校辑补者补。

用药珍珠囊药名索引

明·万卷楼抄本
《东垣珍珠囊》之版本研究

王今觉（中国中医研究院中药研究所　北京100700）

赵树勤（中国科学院文献情报中心　100710）

笔者在研究本草文献时发现一部《东垣珍珠囊》。该书书皮中部有"更生"氏题记，谓"按《珍珠囊》一书，为张元素所著，东垣系误称之。……"，在《全国中医图书联合目录》[1]及中国中医研究院《馆藏中医线装书目》[2]二书中均误定为《洁古珍珠囊》。那么，东垣是否著有《珍珠囊》？世上究竟有无《东垣珍珠囊》？本书究竟是《洁古珍珠囊》还是《东垣珍珠囊》？是明代万卷楼抄本还是后人用万卷楼空白抄书纸抄写的伪本？本文拟从版本学方面作粗浅研究，与同道切磋。

1　《东垣珍珠囊》抄本概貌

兹抄本高27.3厘米，广18.4厘米，线装，一函二册，黄色毛边纸筒子皮，无封面，白棉纸前、后护叶各三，"万卷楼杂录"抄书格纸，蓝线格，上下单边，左右双边，板高21，2厘米，板心宽1.8~2.0厘米，白口，有"万卷楼杂录"五个蓝色繁体楷书。半叶宽15.5厘米，13行，行宽1.1~1.2厘米，每行墨笔楷书18~21字。

书皮左上大字隶书"东垣先生珍珠囊"，右下大字隶书"戊午首夏重装"，两行隶书之间有"按《珍珠囊》一书……六年秋日更生书"，共 128 个小字行书。书根楷书"东垣先生珍珠囊"。首页首行自上而下楷书"李东垣用药珍珠囊"。正文结束后，楷书"李东垣用药珍珠囊终"。全书无目录，无序，有跋。

第一册首行下端有小篆"兰亭鉴水中人"铁线朱文印，框上有"业绍箕裘"朱文小篆方印，中部有"行准"篆文方印。第二行中上部有"栖芬室藏书"长方形篆书阳文印章。第二册第一行下端有"行准"阳文小篆方章，稍上有"范适"小篆阴文方印。书尾有阴文方章，篆曰"范氏栖芬室所用图书"。

2 《东垣先生珍珠囊》抄本印象

2.1 明代中期嘉靖"万卷楼"抄本

此抄本纸张陈旧，散布斑斑黯黄水痕，蠹蚀较重，第一册残损尤甚，甚至成片文字脱失。抄书用纸是一种印有纵向蓝线格的白棉纸，棉纤维较长，书口部位的"万卷楼杂录"五个蓝色楷书已经褪色，而且愈接近书口，蓝线格的颜色也愈浅，这说明纸张年代较早，抄本历时已久。此书曾经修裱，所用衬纸为明末清初的白棉纸，质地较细，亦已十分古旧。书皮焦脆，极易碎裂。时至今日，全书已难掩饰饱经岁月的苍老容颜。

可以看出，书中文字用松烟墨、硬毫毛笔楷书抄写，墨色正黑，字宗颜、柳，笔画方劲，撇捺直挺，符合明代中期及中期以前抄本风格。

"万卷楼杂录"抄书格纸为明代嘉靖年间海虞杨仪"万卷楼"抄书专用纸。明·海虞即今江苏省常熟县。杨仪，字梦羽，号五川，明嘉靖五年（1526）进士，官至山东按察副使，后称病致仕，遂以读书、著述、藏书为务，构"万卷楼"，聚书其中，尤多藏宋本、元本，为知名藏书家[3]。明代及清代的藏书家，往往还是抄书家，有时也请人抄写，特备专用抄书纸。杨仪的书斋名"七桧山房"，"七桧山房"抄书格纸板心刻"嘉靖乙未七桧山房"八字，嘉靖乙未为嘉靖十四年（1535）。"万卷楼"是杨仪藏书之处。考察《常熟县志》嘉靖十八年（1539）刻本[4]，这时尚无万卷楼。当杨仪构万卷楼之后，才有"万卷楼杂录"专用抄书纸。据此推测，"万卷楼杂录"抄本《东垣珍珠囊》（书皮称《东垣先生珍珠囊》）最早是在嘉靖十八年（1539）之后建成万卷楼才可抄成的。

我国古代皇朝大多存在"避讳"之说，各朝"讳字"不同，恰可作为某一时代的标志。明·嘉靖帝名"厚熜"，故凡遇"厚"或"熜"皆当设法避讳之。尽管明代万历以前避讳较疏，但仍须避讳。此抄本采用改变部分字形实施避讳。"厚"增笔变为"厚"，凡八十八见，另蚀损一字未计在内。"熜"四见，变为"葱"，二见；变为"苁"，二见。旁取诸嘉靖四十四年乙丑（1565）《本草蒙筌》刻本，"厚"亦讳作"厚"，"熜"则或作"葱"[5]。抄本中"玄胡索"三见，均不避"玄"字。

嘉靖朝，属明代中期。因此可知此抄本《东垣珍珠囊》是海虞杨仪万卷楼抄于明代中期嘉靖年间（此特指1539年之后至1566年间），当确定无疑。

2.2　清代乾、嘉年间重装

全书共留存三种图章。首章"兰亭鑑水中人"，朱红印泥，刀法严谨，铁线流畅，各字之间界限清晰，符合明代中期风格。框上章"业绍箕裘"，印泥略稀，红色较黯，各字之间无明显界限，与首章篆刻风格不同，体现清代乾隆以后特徵。这两枚图章的主人是谁？虽经考察研究，但目前尚难下结论。书中第三种图章，铁红色印泥，乃现年九十岁高龄的医学专家兼藏书家范行准先生的名章、室名章及藏书用章。

根据书皮纸张较厚，正面较光，背面稍涩，颜色乌黄随年代浸远而变为乌褐色，并且已经十分焦脆等特徵分析，书皮为乾、嘉年间经明矾处理过的毛边纸。

从书皮中部"更生"氏行书题字"按《珍珠囊》一书……李时珍曰……云。六年秋日更生书"分析，表明这段题记晚于李时珍（1518—1593）《本草纲目》。此处之"六年"，如为明嘉靖六年（1527），则《本草纲目》尚未成书，因此可排除。书皮右侧写"戊午首夏重装"，如为明嘉靖"戊午"，则系嘉靖三十七年（1558），但嘉靖三十七年（1558）不仅在"六年"之后，而且在《本草纲目》

之前，因此也可排除。《本草纲目》刊行（1590）之后至今共有 7 个戊午年。1949 年起，我国采用公元纪年，故可减为 6 个。万历戊午为 46 年，康熙戊午为 17 年，咸丰戊午为 8 年，民国戊午为 7 年，均在"六年"之后，亦可排除。只有清乾隆三年戊午（1738）、嘉庆三年戊午（1798），皆在"六年"之前，存在"戊午首夏重装"之后，由"更生"在"六年"书写上述题记的可能性。

因此，从印章和题记等留存于书中的痕迹看，可以认为此本在清代乾、嘉年间重装。

2.3 万卷楼抄本《东垣先生珍珠囊》原书是明洪武三十年（1397）刊行的李东垣《药性珍珠囊》（又称《用药珍珠囊》）

根据《东垣先生珍珠囊》抄本所抄原书跋语："书坊旧刊《药性珍珠囊》，以余家所藏本校之，讹逸颇多焉。苏州府检校戴公……念医学之建，救人于疾疢，其惠至大矣。困勉励诸医，访问医，察诸书……以所藏本，乃节己用，命医学刊之，俾人人见之，救夫疾疢，以称建医学，惠人之意焉。洪武三十年冬，安阳韩伯翼识"，可知此抄本原书刊行于明洪武三十年（1397）。刊行之际，曾有多种版本流传于世。刊行前，出资刊行者韩伯翼与苏州府戴检校一起请人作过校勘。可见原刊本是东垣《药性珍珠囊》的精校本。考"检校"，为知府属下低级事务官，"检校戴公"在地方志和有关史书中无载。韩伯翼，名夷，一字公达，祖籍安阳，后徙居江苏吴县，世医[6]，为人方廉，洪武间任医学正科[7,8]，永乐二年（1404）擢太医院御医，十年，升院判[7]。明代太医院以院使、院判为长、二，属官有御医。由此可见，韩伯翼确有其人，跋语所述可信。并且，嘉靖年间抄写洪武三十年（1397）刊东垣《药性珍珠囊》（又称《用药珍珠囊》，即《东垣珍珠囊》）在时间上也是可信的。

根据跋语可知本书原名《药性珍珠囊》，从首叶首行及末叶末行可知本书又名《用药珍珠囊》。书皮所写《东垣先生珍珠囊》，显系后人于"戊午首夏重装"时题写。所谓《东垣珍珠囊》则是通常简略称呼。

另据日·法眼意安恂《历代名医传略》云："李杲，……当时之人皆以神医目之。所著书今多传于世云。今唯有《用药珍珠囊》、《脾胃论》……等书。"[9]可知东垣确实著有《珍珠囊》，本书确为东垣所著，而且目前世上确实存有《东垣珍珠囊》。

3 尾语

抄本《东垣先生珍珠囊》是明代中期万卷楼在嘉靖年间（此特指 1539~1566 之间）抄写明洪武三十年（1397）刊东垣《药性珍珠囊》（又名《用药珍珠囊》）的明人手抄本。这是现知唯一尚存于世的李东垣《珍珠囊》，因此是一部珍、善、孤本重要本草古籍。

鉴定古籍须从版本和具体内容两个方面共同研究，前者从形式上研究其时代风格，后者从实质内容上研究其学术特征，两者综合考虑，可以得出适当的结论。

上述考察研究，从版本学方面说明这部抄本确系明代海虞杨仪"万卷楼"抄本《东垣珍珠囊》（又称《药性珍珠囊》，《用药珍珠囊》），并推断为明代中期嘉靖年间抄本。

4　参考文献

①薛清录等：《全国中医图书联合目录》161 页，中医古籍出版社 1991 年第 1 版。

②薛清录等：《馆藏中医线装书目》第 88 页，中医古籍出版社 1986 年第 1 版。

③明·管一德纂：《皇明常熟文献志》卷五·科第志，万历 33 年（1605）刻本

④明·冯汝弼修：《常熟县志》卷七·邑人志，卷十·名构志，明嘉靖十八年（1539）刻本

⑤明·陈嘉谟：《本草蒙筌》，明嘉靖四十四年（1565）乙丑刻本

⑥明·牛若麟修，王焕如纂：崇祯《吴县志》卷五十三·人物，《天一阁藏明代方志选刊续编》第 569 页

⑦明·焦竑编：《献徵录》（第三册），第 3292 页上，上海书店据明·万历末年刻本影印

⑧清·姜顺蛟修：乾隆《吴县志》卷七十六·人物，乾隆十年（1745）刻本

⑨日·法眼意安恂:《历代名医传略》（卷下），第 48 页，日·宽永壬申（1632）应钟吉辰田原仁龙卫门梓行。

原载《中国中药杂志》1996 年第 2 卷第 7 期

珍珠囊补遗药性赋

（点校注释修订本）

明·熊宗立 编著

王今觉　王　嫣 点校注释修订

点校注释重订本序

　　《药性赋》是中医药界非常熟悉的一部书，特别是老一辈的中医药工作者，不乏以此书作为学习中医药知识的必读书。由于该书以歌赋形式，简明扼要地介绍常用中药的性味功能与主治，便于学习，易于记忆，故有很高的实用价值。这也是该书作为学习中医药入门知识而广为流传的一个重要原因。

　　该书在长期流传过程中，形成多种版本，文字与内容亦出现不同程度的讹误、遗漏或增改，使人在学习或实用中产生种种疑惑。作者为了厘订差讹，解析疑团，使这部书更好地发挥作用，以严谨科学的态度对该书进行大量的也是很艰苦的整理研究工作，包括从中医药学和文献学角度对全书用现行标点予以句读；在选好校勘本的基础上，以切合实用为原则，逐字、逐句校勘全书；对古代药名、地名、人名、医药名词术语，特别是较难懂的名词术语，以及随科学进步而发现古人理解、认识有误之处作出解释。这无疑会有利于对该书的学习和理解，有助于对该书的进一步整理与研究。

　　中医药学古籍浩如烟海，是我国优秀民族文化和医药学宝库的重要组成部分，也是前人给我们留下的宝贵遗产，我们应很好地加以保护，并采取有力措施进行整理研究，挖掘并汲取其中的精华，为提高中医药学术水平，为我国人民和世界人民的保健事业服务。我对古医籍的整理研究不是内行，但我愿意学习了解这方面的知识。如果中医药界的学者们，也能给予更多的关心和支持，我想中医药古籍的整理研究工作会不断得到提高。

中国中医研究院院长　傅世垣

1994 年 4 月 5 日

点校注释前言

《珍珠囊补遗药性赋》是我在 1961 年拜师为徒时学习的第一部本草著作,虽然容易背诵,可是疑点实难理解,总想寻根究底。翌年,考入北京中医学院,有幸聆听多位名师教诲,获益匪浅。毕业后,分配到新疆工作,由于资料匮乏,诊务缠身,兼以采药、种药、製药,上山下乡巡诊,继又授课多年,琐事冗繁,光阴荏苒,今已颁髪盈鬓了,但32年前的想法仍然无法忘怀。

本书有十多种名称,何者为是?众说不一。其成书年代,或以为金,或以为元,究系何年?难以考查。至于作者,有指为张元素,有指为李东垣,有指为"元山道人",但"元山道人"是谁,未见明示;有的不著撰人,有的只写校正者、重校者、重订者,孰是孰非?难得认同。近若干年,结合平素科研工作,广泛搜集、研究古今本草文献,发现不少资料,尤其是新发现六种罕见、珍贵、多以为亡佚的明版古籍,并考查明版地方志等各种历史文献,研究出相互间的递嬗关系之后,才有幸为解决迄今四百馀年的悬案提供依据。《诗·大雅》云"靡不有初,鲜克有终",抑可此之谓乎!

现知《珍珠囊补遗药性赋》由三部分内容构成:寒热温平"四赋"(书中称作"总赋"),为明·严萃撰于弘治(1488~1505)中期,明·熊宗立在"取"入本书时略作改动。"珍珠囊"(我称之为"韵语珍珠囊")包括"主治指掌"为明·严萃在元·李杲东垣著作的基础上改编而成。"韵语珍珠囊"的补遗部分和玉石部、草部、木部、人部、禽兽部、虫鱼部、果品部、米穀部、蔬菜部等9部药物全文（按此为"药性赋补遗"）均为明·熊宗立撰写。全书最终由明·熊宗立编著成书，成书年代为明弘治辛酉（公元1501）年。严萃为明代浙江嘉兴世医，字蓄之。李杲，字明之，号东垣，河北真定（今河北正定）人，金元四大家之一，著作中常体现金·张元素的学术思想。明·熊宗立，名均，字宗立，号道轩，表德号勿听子，晚年别号"元山道人"，福建建阳人，精于医学，旁通道家学说与历法。由此可见，本书非一家之作，亦非出于同一年代。

《珍珠囊补遗药性赋》的学术思想源于《神农本草经》《黄帝内经》等中医药学渊薮，并且粹集汉、隋、唐、宋、金、元、明等不同时代、多位医药学家的经验与智慧。全书叶韵为赋，便于诵记；间以散文，利于解释；辞简意周，深入浅出，貌似通俗，实寓珠玑。如读者果能洞彻学理，谙熟于心，融会贯通，用于实际，则不仅对医学与药学工作实践有所裨益，就是在提高中医药学理论方面也会受到启迪。因此，尽管在编集上存在某些不足，但仍不应小看这部传承四百多年的中医药学宝库中的著名之作。

本书在长期、曲折的流传过程中，形成百馀种版本，文字与内容亦出现不同程度的讹误、遗漏或增改，使人产生种种疑问。为了厘订差讹，解析疑团，尽量还之以本来面目，并在当代能够发挥出应有的作用，必须整理、研究这部著作，对全书作句读、校勘和注释。点校注释时，拟遵循下述原则和方法：

根据当前实际情况，采用现行符号对全书章句予以标点，而对各版本相异的文字不作琐细雠校，只对影响原文意义或有悖医理、药理之处逐一校勘、注解。

依据现有资料，本书全国共有108种版本，其中明版6种，清版 44 种，1912～1948 年间版本 42 种，1949 年以后 16 种（内地 15 种，香港 1 种）。日本国藏有明版 3 种、台湾藏有清版 1 种未统计在内。以上藏书特点为北京地区藏书占半数以上，而且藏有此书全部明版和多数清代早期版本，体现了本书的主要版本特征及版本沿革脉络。在考查、研究北京地区有关《珍珠囊补遗药性赋》（包括与本书有关及与本书无关、但也称作"药性赋"）的资料之后，发现本书在流传过程中逐渐形成四个主要版本系统：①明代钱允治版本系统；②唐富春版本系统；③罗必炜版本系统；④清代王（晋三）、濮（礼仪）版本系统。王晋三版本系统又可再分为三个系统。自清至今，王、濮系统各本《药性赋》在国内传诵最广，但舛讹也最多，且均将"药性赋序"改为"药性赋原序"，并删去撰著年代。

兹点校注释本以明·钱允治版本系统中的明天启壬戌（公元 1622 年）吴郡钱允治校订、金陵唐翀宇梓行本为底本，这是各版中错误较少、十分难得的珍贵善本。钱允治校订原本虽为本书现存最早的版本，但疏漏较多，故不选为底本，而作为主要旁校本；明刊《医药辑览·珍珠囊》、明·严萃《药性赋珍珠囊》（明刊《医要集览》本）并为主要旁校本。罗必炜版本系统中的明·太医院罗必炜校正、黄灿宇刊行《鼎刻京板太医院校正分类青囊药性赋》，明·太医阮罗必炜参订、明末泰和堂梓行《太医院增补青囊药性赋直解》，属于王、濮版本系统的清初·吴门王子接重订系统中清乾隆甲午（1774 年）金阊古讲堂藏版《重订药性赋》，清·濮礼仪重校、李光明庄刊本《雷公药性赋》共为旁校本，这些版本从根本上代表现存各版本《珍珠囊补遗药性赋》文字方面的特点。

校勘时采用对校和他校方法，将主要旁校本、旁校本与底本逐字逐句对比，需要指出的错、漏、衍、倒、疑等用校注记出。适当采用本校（用本书自身的证据校勘）、理校（依文义与医药学理予以订正）、合校（利用两种以上的校勘方法强化论证依据），同时注意追溯原始文献，加深校勘深度，确立牢固的文献学基础与医药学依据。

校勘重点为各药药性、功能、主治、炮製、产地等方面的脱文（原有后缺）、衍文（原无后有）、讹误（文字错误）、混乱（义理混乱）及疑似（疑而未定）等问题。例如，草部下·白附子的药性原作"甘，平，温"，我根据《蜀本草》订正为"甘、辛，温"，则与实际药性相符。天门冬大寒，"寒性"赋却云"补血冷"，于理不通，但后世各本均因袭之。经研究，知"冷"字当为"垎"字，缘"垎""洛""冷"形近致讹。这样，天门冬甘、苦、大寒，补阴血亏损，治阴虚发热，则与其实际功能相合。又如，原文云"狼毒……陆而沉水者良"，使人费解。盖"陆"指"陆沉"而言，本为无水而沉，喻隐士，后引申为埋没，狼毒为"六陈"药之一，以存放陈久且能沉于水者为良，故校勘时据宋·《图经本草》改为"陈而沉水者良"，既遵《图经》原文，又使简明易懂。再如樗白皮与椿白皮条，原文云"两木最为无鬼"，令人生疑。今据宋·《图经本草》改为"两本最为无用"，则义理顺明。

若底本正确，而主要旁校本，或旁校本与底本相异，则不作为校勘重点，一般亦不出注。

对古今字、异体字、假借字、罕见字不作校勘，在不影响文义的情况下径改为现代常用字。如：喫→吃，洩→泄，椶→棕，稀莶→豨莶，山茨菰→山慈姑，白藊（或"稨"）豆→白扁豆。

注释的重点为上述校勘所列重点方面及古药名、古病名、古地名、古代字词、本草常用术语及较难懂的医学术语，随科学发展而发现古人理解有误者，亦予注解。目的在于使读者容易理解，便于掌握，以利应用。

考虑读者实际需求与各自专长，为节省篇幅，凡涉及药物来源时，均略去拉丁文学名。

凡涉及同名异物时，如文中"紫河车"指蚤休，而今世则指胎盘；古之"通草"，乃今之木通；古代"通脱木"为今之通草等等，均出注释。如果涉及同物异名，例"抚芎"与"川芎"、"大腹子"与"槟榔"、"黄卷"与"豆芽"等，亦均作注释，以免混乱。

底本卷一"总赋"、卷二"主治指掌"目录各药名之后原以双行小字记述药性，卷三、卷四目录则只列药名，未述药性。为使读者一目了然，亦求体例一致，本书据书中正文补记了各药药性；对于正文未述药性者，今根据文献而斟酌补述之。

书中所述各药药性，在考证古今本草文献基础上，均注明出处。如牛乳"味甘，微寒，性平，无毒"，是熊宗立在前人基础上自撰的药性，涉及《名医别录》、唐·《新修本草》、后蜀·《重广英公本草》，本书皆查明出处，编序注出。

今世对药性的认识与古人可能有不尽相同之处，古人对药性的认识或可因时代局限而有不尽完善、确切之见，本书在注释研究中，从中医学、中药学角度出发，在已掌握的医药学理论、实践及现代科学的基础上，于《药性赋》中，随药性寒、热、温、平重新编排，列成新文，注释也做了相应调整。其余卷二至卷四内容则照旧，并加"按"陈述，以免读者无所适从。如牛黄，熊宗立云"味苦，平，有小毒"，本书依据当前理解，以按语形式注明"苦、甘，凉"。

原书有时一药记述二种或二种以上药性，自相矛盾。如蔓荆子兼述"微寒"与"温"两种药性，藁本兼述"温""微温""微寒"三种药性，对于此种情况，除逐一考证出处之外，本书均加"按"说明药性，以免读者莫衷一是。例"蔓荆子"本书"按"为"辛、苦，微寒"，"藁本"本书"按"为"辛，温"；前述"牛乳"，不可能兼具"微寒"与"平"两种药性，本书依当前的理解，以按语形式注明"甘，平"。

本书根据多年实践的体会，在参考、研究古今本草文献之后，对某些药物提出了新看法。如天麻，"平性"赋及"草部中"均引《开宝本草》云"辛，平，无毒"，当代各书多云"甘，平"，然而有的书籍在记述中却又云"其性虽微温，但不偏于发散，也不偏于滋补"，并云"血虚所致的眩晕，一般以补血为主，不宜多用天麻，以防其温燥之性进一步伤阴"，此处"甘平""微温""温燥"并存，前后抵牾，难以自圆其说。本书根据临床观察，天麻性味以"甘、辛，平"较为适宜。盖辛味发散为阳，可用于风寒湿痹、麻木瘫痪等湿重痰浊证候；甘平和缓，辛甘能散，故适于虚风内作而眼虚头眩；正因为天麻味辛能散，故血虚眩晕者不宜多用，以免耗散阴血而生燥，导致眩晕加重，并非"温燥"之故也。又如地龙，熊宗立云"味苦，无毒"，当今多谓"鹹寒"，盖鹹寒可凉血清热，须兼苦味，能泄能燥，才具泄降、祛湿、清热、熄风、解毒之功，除治疗高热烦躁、热病惊狂、小儿惊风、半身不遂、络脉痹阻等病症，还可治疗喘息、丹毒、漆疮等。

如校注者同意原书所述药性，或古今认识相同，则不再出"按"。

前文已注，后文亦不复出注。

"六陈歌"在中医药界广泛流传，而无论从事中医或中药专业者均须熟记"十八反歌""十九畏歌""妊娠服药禁歌"，以便准确用药。但除少数注明出自《珍珠囊》外，多直录全文，或只写"古人云"，迴避出处与产生年代。为了搞清这些问题，作出准确注释，本书追本溯源，探索出"六陈"药物出宋·《开宝本草》引述"别本注"，"六陈歌"首出于金·张从正《儒门事亲》，原为四言，明·熊宗立在收入本书时改为七言，但内容完全相同。"十八反歌"亦出自金·张从正《儒门事亲》，自熊宗立收入本书后盛传于医药学界。"十九畏歌"首出于明·刘纯《医经小学》，熊宗立在收入本书时略有修改。"妊娠服药禁歌"首出于明·颜汉《便产须知》，刘纯《医经小学》曾引用，熊宗立在收入本书时亦略作修改。可见这四首有名的歌诀并非出于一人一时之手，而是分别产生于宋、金、明不同时代。

本书"目录"中各药药性，凡出于《神农本草经》者以重体字表示，出于《名医别录》者以宋体字表示，出于其他文献者均于字右上角标注序号，并撰注文。

仿底本版式，卷三、卷四中的赋文用大一号宋体字，书中原有的注解性质的文字用小一号仿宋体字，其中，卷三玉石部46种，草部上49种，草部中71种，草部下53种，木部77种，人部7种，禽兽部20种，虫鱼部38种，果品部16种，米谷部15种，蔬菜部21种，共413种。使读者能一目了然，主次分明，层次清晰。书后附《珍珠囊补遗药性赋》递嬗关系与版本系统（示意图）。

此点校注释修订本原则上采用现行简化汉字，但简化后形成错、别字而致字义混淆者，仍用繁体字，以利读者准确理解原文，如制、製，面、麵，谷、穀，征、癥，咸、鹹，桔、橘，余、馀，曲、麯等。

珍珠囊指掌补遗药性赋（点校注释本）编写优势：

1.《珍珠囊指掌补遗药性赋》具有实用价值。

2. 将《珍珠囊指掌补遗药性赋》善本公之于世。根据点校注释者考察，本书自明迄今有 110 个版本，平均约四年刊行一个新版本。但是，目前社会上流传的均为清代及清代以后的版本，皆为重订、重校、重刊或删改过的版本，已非原貌。点校注释者在浩如烟海的古医籍中发现失传近四百年的明代钱允治校订本，为现存最早版本，使世人得见四百年前稀世古籍的珍贵内容。

3. 订正讹误，完善全书。点校注释本具有以前各版《珍珠囊指掌补遗药性赋》不具备的特点和优势。

4. 改定本的缘由：由于原书在药性方面存有不妥之处，本书在改定时根据当前理解，对药性做了改定，冀能满足当前对药性的认识。

5. 在研究的基础上点校注释全文，使《珍珠囊指掌补遗药性赋》易读易懂，减少疑问，促进中医药学不断发展。

点校注释本《珍珠囊指掌补遗药性赋》在新发现的明代善本基础上订正讹误，研究、整理、完善全书，促进中医药学不断发展和提高，为社会提供一部经过时间考验证明有强大生命力和实用价值的优秀中医药学术著作。

熊宗立编著的《珍珠囊指掌补遗药性赋》主要取明代严萃所撰《药性赋珍珠囊》改编、补充并增入自撰的玉石、草、木、人、禽兽、虫鱼、果品、米谷、蔬菜等九部药物，用韵语，间以散文形式记述中医药学最根本的传统理论、法则和药物的药性、功用等内容。点校注释本在原书基础上解决书名、著者、成书年代、内容构成及其衍变的来龙去脉和前后重复或矛盾的原因，分析、蝉联关系与版本系统源流。

校勘与注释研究中，广泛参阅《神农本草经》《黄帝内经》《伤寒论》《金匮要略》《诸病源侯论》《备急千金要方》《太平御览》《重修政和经史证类备用本草》《珍珠囊》《用药珍珠囊》《汤液本草》《饮膳正要》《本草发挥》《本草品汇精要》《本草纲目》等百馀种古代文献，参阅了各版《药典》、中医药院校教材、新版《中药大全》及《中华本草》等若干现代医药学文献。为节约篇幅，拟不详陈。

书中缺点和不妥之处难免，恳希各位读者和专家批评指正，以便再版时修改。

王今觉　王　嫣

2018 年 8 月

药性赋序

往尝向学[1]，以未博医为欠事[2]。一日，思取[3]古人既目[4]医类为小道，又谓"人不可以不知医"，噫嘻！医，不可以不知也，亦不必于尽知也？非尽知不可也。顾[5]吾所事者大，其馀所谓医者，精神有分数，日月不长居也。君子于医，苟[6]知其概[7]，以知之者，付之专之者，斯固不害为知也[8]，此吾有取[9]于"药性赋"也。虽然，吾为专于大者言也。苟有奇世之人，囊[10]小大而无不知者，奚[11]必尽守乎吾言？或曰："斯人也，吾见亦罕[12]矣。"此吾有取于《药性赋》也。

弘治辛酉[13]元山道人书。

注：

[1]向学：求学。向：归向，仰慕，引申为追求。

[2]欠事：缺憾之事。欠：不足，缺少。

[3]思取：即"思"，思考，思索。取，读 qǔ，此处为助词。

[4]目：看，视。此处为动词。

[5]顾：所以。此处为连词。

[6]苟：假若，如果。此处为连词。

[7]概：梗概，大略。

[8]斯固不害为知也：这一定不妨碍求知。斯：此，这。固：一定。害：妨害，妨碍。为知：求知，学知。为：学。

[9]取：采用。

[10]囊：囊括，包罗。

[11]奚：如何，何。

[12]罕：少。

[13]弘治辛酉：公元 1501 年。弘治：明孝宗年号。辛酉：干支纪年，此指弘治十四年。

珍珠囊补遗药性赋总目

卷之一

卷之二

卷之三

明·熊宗立　著^[8]

王今觉　王嫣　点校注释

卷之四

明·熊宗立　著^[9]

王今觉　王嫣　点校注释

[1]原题"东垣著"，今修订者改。

[2]原无，今修订者补。

［3］原无，今修订者补。

［4］"药性阴阳论……用药凡例"原无，今修订者补。

［5］原无，今修订者补。

［6］原无，今修订者补。

［7］"用药法象……妊娠服药禁歌"原无，今修订者补。

［8］原题"勿听子著"，按"勿听子"即熊宗立，为求体例一致，今
　　修订者改。

［9］原无，今修订者补。

珍珠囊补遗药性赋卷之一目录

热性 ………………………………………………… 一八一

阿胶（味甘，平。微温。无毒。按：甘，平。）………… 二〇〇

诃子（味苦，温。无毒。[13]按：酸、苦，平。）………… 二〇〇

秦艽（味苦、辛，平。微温。无毒。按：辛、苦，平。）

　　　………………………………………………… 二〇〇

枇杷叶（味苦，平。无毒。）………………………… 二〇〇

乌梢蛇（味甘，平。有小毒。）[5] ………………… 二〇〇

乌梅（味酸，平。无毒。）…………………………… 二〇〇

龟甲（味苦，平。无毒。）[37] ……………………… 二〇〇

麻子仁（味甘，平。无毒。）………………………… 二〇〇

干葛（味甘，平。无毒。按：甘、辛，平。）……… 二〇〇

扁豆（味苦，微温。无毒[29]。[1]按：甘，平。）… 二〇〇

金樱子（味酸、涩，平，温[38]。无毒[2]。[1]按：酸、涩，平。）

　　　………………………………………………… 二〇〇

以上寒、热、温、平，总计二百五十味[39]。

注：

[1]《药性赋》（按指"总赋"），著者自拟药性。

[2]见宋·《开宝本草》。

[3]有毒：从梁·陶弘景《本草经集注》。

[4]腻粉即轻粉。

[5]见唐·《新修本草》。

[6]宋·《图经》云"味甘而无毒"，《嘉祐》云"凉，无毒"，合而
　　述之，为"味甘，凉。无毒"。

[7]宋·《图经》云"性寒"。从《图经》而列入"寒性"。

[8]原文脱"寒"字，据《政和》补。

[9]按：《大观》《政和》均云"平，大寒"。今认为淡竹叶辛、甘、
　　淡，寒。

[10]《药性赋》（按指"总赋"），著者自拟性味。

[11]"寒""微寒"：原文脱，现据《政和》补。今认为常山辛、苦，寒。有小毒。

[12]见唐·《新修本草》。

[13]从元·李杲《药类法象》。

[14]见五代·《日华子》。

[15]按此从唐·《备急千金要方·食治》鹜肪。

[16]本品主要成分为硫化汞，有毒，不宜大量久服。

[17]见元·《汤液本草》。

[18]"熟寒"原作"热寒"，今据《政和》改。

[19]"无毒"：《药性赋》（按指"总赋"）著者自拟。《开宝本草》云"味辛，温。有毒"。按：仙茅辛，热。有毒。

[20]见元·《饮膳正要》。

[21]从金·张元素《珍珠囊·主治秘诀》。

[22]《别录》原文"微寒"之前有"生"字，"温"之前有"熟"字。见《政和》。

[23]从三国《吴普本草》："扁鹊：酸，无毒"。见《政和》。

[24]性味从《汤液本草》。"无毒"，见《名医别录》。

[25]按："川芎"与"抚芎"。

[26]令利：使气机通利。消宿食，通大便，降肺气，理滞气，皆属之。令：使。《政和》作"冷利"，与药性相悖。

[27]"无毒"：从唐·《备急千金要方·食治》。

[28]原作"甘、平"，今据《蜀本草》改。

[29]"无毒"：从《日华子》。

[30]从宋·《证类本草》，见《政和》本。

[31]"无毒"：从元·《汤液本草》。

[32]据后蜀《重广英公本草》，见《政和》。

[33]"味苦，无毒"：从《日华子》。

[34]见宋·《嘉祐本草》，据《政和》本。

[35]"平"字原脱，据《政和》补。

[36]"温"：出唐·《食疗本草》。见《政和》。

[37]按：此指山龟而言，《政和》称之为"秦龟"。

[38]金樱子味酸、涩，平。云"温"，与营实相混。

[39]按：本书寒、热、温、平四赋实述药味250味。

珍珠囊补遗药性赋卷之二目录

注：

[1]"主治指掌"改编者自拟药性。

[2]见金·张元素《珍珠囊·主治秘诀》。

[3]见元·李东垣《用药珍珠囊·药象气味主治心法》。

[4]见唐·甄权《药性论》，据《政和》。

[5]见宋·《嘉祐本草》，据《政和》本。

[6]出宋·《证类本草》，据《政和》本。

[7]见元·李东垣《用药珍珠囊·珍珠囊药味口诀》。

[8]见宋·《开宝本草》。

[9]见元·王好古《汤液本草》引元·李东垣《药类法象》。

[10]见后蜀·孟昶《重广英公本草》。

[11]见唐·孟诜《食疗本草》，据《政和》本。

[12]见唐·《新修本草》。

[13]见唐·李珣《海药本草》，据《政和》本。

珍珠囊补遗药性赋卷之三目录

珍珠囊补遗药性赋卷之四目录

注：

[1]编著者自拟药性。

[2]见五代·《日华子》，据《政和》。

[3]见宋·《嘉祐本草》，据《政和》。

[4]从后蜀·《重广英公本草》，见《政和》。

[5]原文未著药性，今校注者据《本经》补。

[6]铜青为铜氧化之后生成的碱式碳酸铜，或天然生成的孔雀石。

[7]见宋·《开宝本草》，据《政和》。

[8]媛：温暖，温。按：硼砂为矿物硼砂精裂后的结晶，成分为四硼酸钠（$Na_2B_4O_7 \cdot 10H_2O$），系弱碱。

[9]从宋·《证类本草》；见《政和》。

[10]出梁·陶弘景《本草经集注》。

[11]见唐·《新修本草》。

[12]编著者自拟毒性。

[13]见北齐·《药对》，据《政和》。

[14]原文未著药性，今校注者补。

[15]见唐·甄权《药性论》，据《政和》。

[16]编著者据《本经》与《别录》自拟。

[17]辛：原作"平"，今据《开宝》改。

[18]从唐·《新修本草》。

[19]"微温"之后原有"寒"字，今据金·张元素《珍珠囊·主治秘诀》改。

[20]见《开宝》注"今按"。

[21]见《开宝》注"又按"："味辛、苦，大热。无毒。"据《政和》。

[22]从五代·《日华子》："又云：剪草，凉。无毒。据《政和》。

[23]原作"酸酱草"，今据正文改。

[24]从宋·《太平御览》卷九九二·药部九。

[25]按系参考《本经》"味辛，温"与《别录》"有大毒"自拟。

[26]原作"甘、平，温"，今依后蜀·孟昶《重广英公本草》改，据《政和》。

[27]原文未著药性，今校注者据元·李东垣《用药珍珠囊》补。

[28]原文未著药性，今校注者据明·李时珍《本草纲目》补。

[29]按：唐·《新修本草》"辛"后有"平"字，今据补。

[30]从宋·苏颂《图经本草》。

[31]原文未著药性，今校注者据元·忽思慧《饮膳正要》补。

[32]有大毒：原作"有大寒"，今据《政和》改。

[33]原文未著药性，今校注者据《中医大辞典·中药分册》补，人民

卫生出版社 1982 年 10 月第 1 版第 35 页。

[34] 按："味辛，平"从《名医别录》，"甘，寒。无毒"从《日华子》，见《政和》。

[35] 见唐·李珣《海药本草》，据《政和》。

[36] 见元·王好古《汤液本草》。

[37] 见唐·孙思邈《备急千金要方·食治）。

[38] 原文未著药性，校注者据明·《本草品汇精要》补。

[39] 微温：按《政和》作"微寒"今认为龙骨甘、涩，平。

[40]"甘"字原脱，今校注者据后蜀·孟昶《重广英公本草》补，据《政和》。

[41] 从唐·孟诜《食疗本草》，据《政和》。

[42] 从五代·《日华子》，据《政和》。

[43] 见三国·《吴普本草》，据《政和》。

[44] 原文未著药性，今据《政和》补。

[45] 原文作"甘"。今据《政和》改。

[46] 见后蜀·孟昶《重广英公本草》，据《政和》。

[47] 原文未著药性，今据唐·孙思邈《备急千金要方·食治》补。

[48] 见唐·孟诜《食疗本草》，据《政和》。

[49] 原作"温"，今据《政和》改。

[50] 原作"石榴"，今据正文改。

[51] 按：藕实即莲子，为睡莲科植物莲的果实（或称种子）。

[52] 见元·忽思慧《饮膳正要》。

[53] 从唐·陈藏器《本草拾遗》，据《政和》。

[54] 黄卷：原作"白豆"，今校注者据书中正文改。

[55] 原文未著药性，今校注者据唐·陈藏器《本草拾遗》补，依《政和》本。

[56] 甜瓜蒂：原作"甜瓜"，今校注者据书中正文改。

[57] 微温：原作"微寒"，今校注者据《政和》改。

[58] 按：此与前述"黄卷"重。

[59] 按：香豉（出汉·张仲景《伤寒论》）即"淡豆豉"（出明·倪朱谟《本草汇言》），系用一年生草本植物黑大豆加工裂成，随製酿方法及配料不同，药性亦异：

如以桑叶、青蒿等酿製而成，则辛、甘、微苦，寒；如以苏叶、麻黄等酿製，则辛、微温。

珍珠囊补遗药性赋目录终

珍珠囊补遗药性赋卷之一

总　　赋

明·严萃著

王今觉　王　嫣　点校注释修订

寒性

诸药识性[1]，此类最寒。犀角解乎心热[2]，羚羊清乎肺肝[3]。泽泻利水通淋[4]而补阴不足[5]。海藻散瘿[6]破气，而治疝何[7]难！

闻之射干疗咽闭而消痈毒[8]，薏苡理脚气[9]而除风湿，瓜蒌子下气[10]，润肺喘兮又且宽中[11]；车前子止泻，利小便兮尤能明目。

是以[12]黄蘗疮用[13]，兜铃嗽医[14]。地骨皮有退热除蒸[15]之效，薄荷[16]叶宜消风清肿之施[17]。宽中、下气，枳壳缓而枳实速[18]也；大小蓟除诸血之鲜[19]。腻粉[20]抑肺气，敛摄肛门[21]，栀子凉心肾，鼻衄最宜[22]。玄参治结热毒痈[23]，清利咽膈；升麻消风热肿毒，发散疮痍[24]。

尝闻[25]茵陈主黄胆而利水，瞿麦治热淋之有血[26]。朴硝通大肠，破血而止痰癖[27]；石膏坠头痛[28]，解肌而消烦渴[29]；前胡除内外之痰实，滑石利六腑之涩结[30]；天门冬止嗽，补血络[31]而润肝心[32]；麦门冬清心，解烦渴而除肺热[33]。

又闻治虚烦[34]除哕呕[35]须用竹茹，通秘结[36]导瘀血[37]必资[38]大黄。宣黄连[39]治冷热之痢，又厚肠胃[40]而止泻；石斛平胃气而补肾虚，更医脚弱[41]。淡豆豉发伤寒之表[42]，茅根止血与吐衄，石韦通淋于小肠[43]。决明子和肝气，治眼之剂[44]；生地黄宣血，更医眼疮[45]。赤芍药破血而疗腹疼，烦热亦解；白芍药补虚而生新血，退热尤良[46]。

若乃[47]消肿满逐水于牵牛[48]，除毒热[49]杀虫于贯众。金铃子治疝气而补精血[50]，萱草根治五淋而消乳肿[51]。侧柏叶治血山崩漏之疾[52]，代赭石乃镇肝[53]之剂。地肤子利膀胱，可洗皮肤之风；山豆根解热毒，能止咽喉之痛。白藓皮去风，治筋弱而疗足顽痹[54]；防己宜消肿，去风湿之痹[55]。

又况[56]冬瓜仁醒脾，实为饮食之资；瓜蒌根疗黄胆、毒痛，消渴解痰之忧[57]。地榆疗崩漏，止血、止痢；昆布破疝气[58]，散瘿、散瘤。疗伤寒，解虚烦，淡竹叶之功倍[59]；除结气，破瘀血，牡丹皮之用同。知母止嗽而骨蒸退，牡蛎涩精而虚汗收[60]。贝母清痰，止咳嗽而利心肺；鳖甲治劳疟，兼破癥瘕[61]。

若夫[2]黄芩治诸热，兼主五淋；竹沥治中风、声音之失[63]。常山理痰结而治温疟[64]，葶苈泻肺喘而通水气。禹馀粮乃疗崩漏之因[65]，连翘排脓疮与肿毒[66]。椿根白皮主泻血[67]，桑根白皮主喘息[68]。商陆治肿[69]，木通利水[70]。紫河车补血，用龙齿以安魂[71]。鸭头血医水肿之盛[72]，牛蒡子疏风壅之痰[73]。小麦有止汗养心之力，朱砂镇心而有灵[74]。马蔺花治疝而有功[75]，赤小豆解热毒[76]，疮肿宜用。

此七十六种药性之寒，又当考《图经》以博其所治，观夫方书以参其所用焉，其庶几矣。

注：

[1]诸药识性：识别众多药物的药性。诸：众多。识：识别。性：本质，特点，性情，此处指药性，即寒、热、温、凉四性。

药性的寒、热、温、凉是与疾病属性的热性、寒性相对而言的。温者热之渐，凉者寒之渐。当今认为，平性药在于表示药性的强弱，以其亦有寒热之偏，故仍属寒热温凉之内。寒凉药多具有清热泻火解毒等作用，温热药多具有温阳、救逆、散寒、通络等作用。药物的四性（又称"四气"）与"五味"同为指导临证用药的中药学基础理论。

[2]犀角：犀科动物印度犀、爪哇犀、苏门答腊犀、非洲黑犀和白犀头上鼻端、额上所生的角。苦、酸、咸，寒。功能清热凉血，解毒定惊。为保护濒临绝种的珍贵野生动物，现在已禁止捕杀犀牛，禁用犀角。

心热：泛指"心"的各种热性病证。

[3]羚羊，指动角科赛加羚羊的角。咸，寒。功能平肝，熄风，清热，解毒。

清乎肺肝：清肺热，清肝热。

乎：相当于"于"，介词。

[4]淋：淋病。小便淋沥不尽、涩痛，尿意频数而尿量少，小腹拘急者为淋病。石淋、气淋、血淋、膏淋、劳淋，合称"五淋"。

[5]补阴不足：补益阴虚。不足：不够，不充足，虚。

泽泻甘寒，可用于治疗肾阴虚而引起的消渴等病证，亦可配合地黄、山茱萸等滋补肾阴。

[6]瘿：又称"瘿气"，俗称"粗脖子"，发于结喉两侧，也称"侠瘿"，《山海经》中写为"婴"。甲状腺肿大属于此症。

破气：使用较峻烈的理气药散气结、开郁滞的方法。

[7]疝：疝有多种，此处指睾丸肿大、疼痛牵及少腹的病症。

何难：有什么困难？即"没有什么困难"的意思。

[8]射干：鸢尾科多年生草本植物射干的根茎。苦，寒。功能清热解毒，消痰散结，散血消肿。

咽闭：咽喉肿痛、呼吸不畅、呼吸时有哮鸣音或音哑失声之病症。

[9]薏苡：禾本科一年生草本植物薏苡的成熟种子。甘、淡，微寒。功能利湿清热，健脾补胃。

脚气：外受湿邪风毒，或饮食厚味所伤，积湿生热，流注腿脚而生的疾病。有干脚气、湿脚气之分。主要症状为腿脚麻木疼痛，软弱无力或挛急，肿胀或枯萎等。

[10]瓜蒌子：葫芦科草质藤本植物瓜蒌的成熟种子。甘，寒。下降，降气。

[11]润肺喘：润肺燥，化痰止喘。

兮：音西 xī。语气助词。多相当于现代汉语中的"啊"。

宽中：即宽胸、腹，疏解郁结于胸、腹中的气滞。

[12]是以：所以，在此为转折语气，连接下文。

[13]疡用：用于治疗疮疡、疖肿。

[14]兜铃：即马兜铃，为马兜铃科多年生攀援草本植物马兜铃和北马兜铃的成熟果实。

嗽医：即医嗽，医治咳嗽。

[15]蒸：重蒸，此指骨蒸。骨蒸：潮热自骨髓蒸透而出。

[16]薄荷：唇形科多年生草本植物薄荷的全草。辛，凉。功能疏解风热，清利头目，透疹辟秽。

[17]消风：消散风邪。

清肿：此指清解头目、消咽喉肿痛。

施：用。

[18]枳实：芸香科植物常绿小乔木酸橙、常绿乔木香橼、常绿或半落叶小乔木或灌木枳（枸橘）的幼小而未成熟的果实。

枳壳：为上述植物及同科常绿灌木或小乔木代代花的将成熟的果实。枳壳与枳实同属同种，但成熟程度不同，所含橙皮甙不及枳实多，故药力较和缓。

[19]大小蓟：大蓟，小蓟。大蓟为菊科多年生宿根草本植物蓟的根、茎及叶。小蓟为菊科多年生草本植物刺儿菜或刻叶刺儿菜的叶或全草。甘，凉。功能凉血，破血，止血。

诸血之鲜：指衄血、吐血、尿血等各种鲜血。

[20]腻粉：又名轻粉。用水银（汞）、皂矾（主含硫酸亚铁）、食盐（氯化钠）为原料经烧炼升华制成的氯化亚汞（Hg_2Cl_2）结晶，呈白色粉末状。辛，寒。有毒。功能逐水通便，祛痰，攻毒，外用杀虫。本品有毒，内服宜入丸、散、胶囊，服药后必须漱口。现多研细末外用。

[21]抑肺气：克伐肺中之病气。抑：克制，克伐。

敛摄肛门：节制肛门。腻粉（轻粉）既可利水通便，又可制热毒血痢，故云。敛：约束，节制。

[22] 栀子：茜草科常绿灌木栀子树的成熟果实。很多中药学书籍记述栀子归心、肝、肾、肺、胃经，此云凉"心、肾"，值得重视。

鼻衄：系非外伤引起的鼻中流血。风热壅肺、肺火炽盛、肝火犯肺、脾不统血、肾阴虚损、阴竭阳脱等证均可引起鼻衄。如外伤引起的鼻中流血、鼻衄不止则称"鼻洪"。

[23] 结热毒痈：热邪结聚导致疮疽痈肿。

[24] 升麻：毛茛科多年生草本植物大三叶升麻、兴安升麻和升麻的根茎。甘、辛，微寒。功能发表升阳，透疹解毒。

疮痍：疮、疥、疔、痈、疽可统称为疮。痍：创伤。此处疮痍合称，泛指疮疡痘疹。

[25] 尝闻：曾经听到。

[26] 热淋之有血：热淋尿血。热淋：湿热蕴结下焦，小便短、数、热、赤而涩痛，可伴恶寒发热，烦渴，腰痛，小腹拘急胀痛等。

[27] 痰癖：水饮停久，酿而成痰，流聚胸胁之间，以致胸胁疼痛为病。

[28] 坠头痛：石膏能治疗温热病中期、极期之高热头痛，温热病后期而余热未清之头痛，较严重的外感病发热头痛，胃火牙痛而引起的头痛等，以其质重、沉坠，故云"坠头痛"。

[29] 烦渴：心烦口渴。

[30] 涩结：指六腑湿热互结，水行滞涩。

六腑：胆、胃、大肠、小肠、膀胱、三焦。

[31] 天门冬：百合科攀援状多年生草本植物天门冬的块根。甘、苦，大寒。功能养阴清热，生津润燥。

血烙：阴血干涸，在此为阴虚血少之意。烙：水干。原作"冷"，查各本均作"冷"。考"冷""烙"字形相近，清·段玉裁《说文解字注》云为"烙"之误。盖"冷""烙"形近致误。今点校注释者依此，兼据药性、功能改。

[32]润肝心：润肝、心之燥。按：现多认为天门冬润肺、肾。

[33]麦门冬：百合科沿阶草属多年生常绿草本植物沿阶草的块根。甘、微苦，微寒。

[34]虚烦：阴津亏损，虚火内扰而致心中烦乱、郁闷不疏、睡卧不安、食不甘味的证候。多见于热性病后期，或外感病经汗、吐、下之后，余热未清者；亦见于劳神思虑过度者。

[35]哕：干呕，金、元后医籍中称"哕"，胃气上逆，哕哕作声，但有声而无物。呕，有声有物。

[36]秘结：指大便秘结，即便秘，大便难。一般指大便在肠内滞留过久，排出困难，或四天以上不大便。

[37]瘀血：血液溢出经脉之外而积存于体内组织间隙，或血液运行受阻而滞留于经脉之内，或瘀积于器官、脏腑之内，均为瘀血。

[38]资：凭借，依靠。

[39]宣黄连：即黄连。宋·《图经本草》："黄莲……而以宣城者为胜。"见《政和》。

[40]厚肠胃：即加强肠胃的正常功能。厚：增厚，增强。

[41]石斛：兰科植物金钗石斛、美花石斛、铁皮石斛、束花石斛、马鞭石斛的茎。甘，微寒。生津养胃，滋阴清热，润肺益肾，明目而强腰。更：副词。又。

[42]发伤寒之表：即发表，治疗伤寒。

[43]石韦：蕨类水龙骨科多年生草本植物石韦、庐山石韦、毡毛

石韦、有柄石韦等多种石韦的带柄叶片。甘、苦，微寒。功能利尿通淋。现多认为归肺经、膀胱经。

通淋于小肠：由小肠清除实热可以通淋。中医学理论认为小肠实热可以引起尿涩、尿痛等热淋病证。于：从，由。介词。

[44]剂：药剂。若干种药物配合在一起，称"药剂"。在此，单指"药"而言。

[45]宣血：散血。宣：疏散，疏通。

眼疮：此指由于阴虚血热而引起的目疾。

[46]白芍药：毛茛科多年生草本植物芍药的根。多为人工栽培品。苦、酸，微寒。功能补血敛阴，平肝止痛。

赤芍解瘀血引起的烦热，白芍退温热病之后阴液耗损引起的热证。

亦解：也可解除。尤良：尤其好，更好。

[47]若乃：如果，假若。此处为转折语气，无实际意思。

[48]消肿满：消除水肿胀满。

牵牛：指牵牛子，为旋花科裂叶牵牛及圆叶牵牛的成熟种子。

于：在此为介绍行为的主动者。"消肿满逐水于牵牛"即牵牛子消肿满、逐水。

[49]毒热：毒热之邪，亦可称"热毒"。指温热病毒及湿热病毒。

[51]金铃子：楝科植物落叶乔木川楝树的成熟果实。苦，寒。有小毒。功能疏泄肝火，解郁止痛，除湿杀虫。文中云"补精血"，他书少有记载，宜加注意。

[51]乳肿：此处泛指乳房红肿、乳中结核等病。

[52]侧柏叶：柏科植物侧柏的嫩枝与叶。苦、涩，微寒。有小毒。功能凉血止血，祛风湿，散肿毒。

血山崩：即血崩。指经血妄行，忽然大量下血。多由阴虚阳亢，迫血妄行而成。

漏：阴道流血，淋漓不断，持续日久。

[53]镇肝：即平肝，镇潜肝气上逆，平息肝阳上亢。

[54]筋弱：此泛指筋脉软弱无力。

顽痹：经久不愈的痹证。顽：顽固，经久不变。按：此指白藓皮能治疗由风湿热毒引起的筋脉弛缓、软弱无力、久治不愈的痹证。

[55]防己：防己科多年生缠绕藤本植物粉防己（汉防己）的根和马兜铃科多年生藤本植物广防己的根。苦、辛，寒。功能利水清热（汉防己尤佳）、祛风利湿（广防己较好）。

痹：此指风湿寒（或热）邪侵袭经络，闭阻气血，引起关节、肌肉疼痛、拘急为主的病证。按："痹"原书作"施"，今据明·《医药集览》改。

[56]又况：又况且。转折语气，连接下文。

[57]瓜蒌根：即天花粉，葫芦科草质藤本植物瓜蒌（又写作"栝楼"）的块根。甘、酸，寒。

忧：音yōu，此指疾病。

[58]昆布：海生褐藻类翅藻科多年生植物昆布（鹅掌菜）、裙带菜及海带科植物海带的叶状体。鹹，寒。软坚，消痰，清热利水。

[59]淡竹叶：禾本科多年生草本植物淡竹的叶片。辛、甘、淡，寒。

[60]牡蛎：海生动物牡蛎科长牡蛎等同属多种牡蛎的贝壳。鹹、涩，微寒。归肝、胆、肾经。功能益阴潜阳，敛汗涩精，止带，化痰软坚。

[61]鳖甲：脊椎动物鳖科爬行动物鳖的贝甲。鹹，寒。归肝、

肺、脾经。功能滋阴潜阳、软坚散结。

劳疟：疟疾日久，表里俱虚，稍劳即复发的病证。主要症状为寒热不止，肌肤羸瘦，萎黄，乏力，甚则胁下出现癥块。

[62]若夫：至于。

[63]竹沥：禾本科植物鲜淡竹的茎经过火烤而沥出的液体。甘，寒。功能清热化痰，镇惊透络。

中风：此指突然昏晕，继之跌倒，不省人事，或出现半身不遂，口眼歪斜，言语謇涩的病症。脑血管意外或中毒性脑病均可出现此种改变。按：本病病机复杂，病情急重，宜详加辨证。如虚寒无痰热者，不宜使用竹沥。

声音之失：即失音。风热感冒或痰火炽盛喉闭时，可出现失音。

[64]温疟：疟疾之一。以先热后寒，或但热不寒为主症。

[65]乃：在此为虚词，可不译。因：原因，病因。

按：禹余粮为褐铁矿石，含氧化铁与黏土。甘、涩，微寒。归脾、胃、大肠经。能收敛止血，治崩漏，涩肠止泻，治腹泻、痢疾。

[66]连翘：木犀科多年生落叶灌木连翘的初熟果实（青翘）及成熟果实（老翘）。苦，微寒。功能清热解毒，消肿散结。

[67]椿白皮：楝科植物香椿树的根皮与树皮的韧皮部。椿根白皮则仅指根皮的韧皮部。苦、涩，凉。功能除热燥湿，杀虫，涩肠，止血。

[68]桑白皮：桑科植物落叶灌木或乔木多种桑树皮的韧皮部。功能清肺平喘，行水消肿。甘、辛，寒。归肺、脾经。

[69]商陆：商陆科多年生草本植物商陆的根。苦，寒。有毒。功能利尿，逐水，消肿。

[70]木通：为品种较复杂的药物，东北、华北、华东地区主要使

用关木通，系马兜铃科藤本植物木通马兜铃的藤茎。中南、西南地区主要使用川木通，系毛茛科常绿攀援灌木小木通的藤茎。此外，木通科落叶木质藤本植物白木通的茎，称"白木通"和"木通"，地产地销。

依《图经本草》记述，应以木通科木通为正品。当今认为，木通苦，寒。归心、小肠、膀胱经。功能清热利水，活血通脉。

[71]安魂：安心藏神。肝藏魂，龙齿入心、肝经，故能安神、安魂、安定神志。

[72]鸭头血：鸭科动物家鸭的头血。甘、鹹，寒。功能补血，利水，解诸肉毒。

水肿之盛：水肿很严重。盛：极点。指程度之深。

[73]风壅之痰：指肺经风热而致痰涎壅盛。

[74]灵：灵验，应验。

[75]马蔺花：鸢尾科植物马蔺的花。微苦、辛、微甘，寒。归脾、胃、肺、肝经。清热解毒，凉血止血，利尿通淋。

[76]赤小豆：豆科植物赤小豆和赤豆的种子。甘、酸，微寒。归心、小肠、脾经。功能除湿利水，清热解毒，退黄，和血，消肿，排脓。

热性

药有热性，又当审详[1]。酒有行药、破血之用[2]，欲温中[3]以荜拨[4]，吴茱萸疗心腹之冷气[5]，腽肭脐疗劳瘵[6]，更壮元阳[7]。

川乌破积，有消痰治风痹之功[8]；天雄散寒，为祛湿、助精阳之药[9]。川椒达下[10]，乾姜暖中[11]。胡椒主去痰而除冷[12]，良姜止心气痛之攻冲[13]。白豆蔻治冷泻[14]，红豆蔻止吐酸[15]，巴豆利痰水，能破积结[16]；仙茅益智，扶元气虚弱之衰[17]。

岂不知附子疗虚寒翻胃[18]，壮元阳之力。肉桂行血而疗心痛，止汗如神[19]。草果仁温脾胃而止呕吐[20]。是则此十七种药性之热，又当博本草而取治焉。

注：

[1]审详：审辨详细。

[2]行药：运行药力，使药效直达病所。酒：苦、甘、辛，大热。有毒。

[3]温中：温暖中焦脾胃。

[4]荜拨：胡椒科多年生草质藤本植物荜拨的未成熟果穗。辛，热。

[5]吴茱萸：芸香科植物灌木或小乔木吴茱萸及其变种的未成熟果实。辛、苦，大热。有小毒。功能疏肝下气，温中散寒，燥湿助阳。

心腹：即脘腹。心脏病变可引起脘部疼痛，故脘部冷痛应虑及心病。

[6]腽肭（音 wà nà）脐：即海狗肾，为海狗科动物海狗或海豹科动物海豹（腽肭）的雄性外生殖器。咸，热。归肾经。功能温肾益精，壮阳。

劳瘵：在此指虚损劳伤之重证。劳：劳困疲备。瘵：羸败凋敝，极度衰弱。

[7]元阳：即肾阳，与元阴相对而言。

[8]消痰：即祛痰，攻伐灼痰留滞。川乌：辛，热。有毒。

风痹：又称"行痹"或"周痹"，为风寒湿三气引起的痹证中风邪偏胜的病证。主要症状是肢体酸痛，周游不定。

[9]天雄：毛茛科多年生草本植物不生子根的主根。辛，热。有毒。按：乌头附生的子根名"附子"，附子侧生的小幼根称"侧子"。

助精阳：即助肾阳。按：天雄与附子均能回阳助火，逐风寒湿，尤长于祛寒温肾。

[10]达下：通下。川椒：辛，大热。有毒。

[11]暖中：温中。乾姜：辛，热。

[12]胡椒：胡椒科植物胡椒除去黑皮的成熟果实，即"白胡椒"，不去黑皮的称"黑胡椒"，一般多作调味品，不入药。辛，热。

[13]心气痛之攻冲：心口部位气逆攻上作痛。

心气痛：心口（中上腹）部位疼痛，心脏与胃的病变均可引起此症，医者宜仔细辨查。高良姜：辛，热。

[14]白豆蔻：姜科多年生草本植物白豆蔻近成熟的果实。辛，热。功能行气温中，散寒燥湿，开胃消食，解酒毒。

冷泻：受寒伤冷或脾肾阳虚引起的泄泻。主要特征为肠鸣腹痛，腹胀，大便清稀。

[15]红豆蔻：姜科多年生草本植物大高良姜的果实。辛，热。功能温胃，散寒，止痛。

[16]积结：原作"积热"，据明·《医要集览》改。

按：今多认为巴豆辛、热，有大毒，功能泻下寒积结聚，逐水退肿。如炮炙得宜，配伍适当，可扩大用药范围。

[17]仙茅：石蒜科植物仙茅的根茎。辛，热。有毒。功能补肾阳，强筋骨，祛寒湿。

元气：亦称"原气"，包括元阴和元阳之气，为生命之本原。

[18]翻胃：又称"反胃""胃反"。指食下良久仍然吐出，或隔宿吐出。多由胃、肾阳虚所致。附子：辛，大热。有毒。

"噎膈"也称翻胃，指食饮不得下，食入阻膈，旋即吐出。

[19]心痛：此泛指胃脘部（心口部位）发生的疼痛，可以由胃脘疼痛或真心痛引起。治疗前应仔细辨证。肉桂：甘、辛，大热。

[20]草果仁：姜科多年生草本植物草果的成熟果实。辛，热。功能散寒燥湿，除痰，截疟。

温性

温药总括[1]，医家素谙[2]。木香理乎气滞[3]，半夏主于风痰[4]。苍术治目盲，燥脾去湿宜用[5]；萝卜去膨胀，下气制麵尤堪[6]。

况夫钟乳粉补肺气，兼疗肾虚；青盐治腹疼，且滋肾水。赤石脂治精浊而止泻[7]，兼补崩中[8]；阳起石暖子宫以壮阳，更疗阴痿[9]。

诚以[10]紫菀治嗽，防风祛风。苍耳子透脑涕止[11]，威灵仙宣风气通[12]。细辛去头风，止嗽而疗齿痛；艾叶治崩漏，安胎而医痢红[13]。白芷止崩[14]治肿，疗痔漏疮痈[15]。荆芥穗清头目、便血，舒风散疮之用。

若乃红蓝花通经，治产后恶血之馀[16]；刘寄奴散血，疗汤火金疮之苦[17]。减风湿之痛则茵芋叶[18]，疗折伤之症则骨碎补[19]。藿香叶辟恶气，而定霍乱[20]，熟地黄补血，且疗虚损。巴戟天治阴疝、白浊，补肾尤滋[21]；玄胡索理气痛、血凝，调经有助[22]。

尝闻款冬花润肺，去痰嗽以定喘；肉豆蔻温中，止霍乱而助脾。抚芎定经络之痛[23]，何首乌治疮疥之资[24]。姜黄能下气，破恶血之积；藁本除风，主妇人阴痛之用[25]。

乃曰破故纸温肾，补精髓与劳伤[26]；宣木瓜入肝，疗脚气并水肿[27]。杏仁润肺馀止嗽之剂[28]，茴香治疝气肾疼之用[29]。槟榔豁痰而逐水，杀寸白虫[30]；杜仲益肾而添精，去腰膝重[31]。

当知紫石英疗惊悸崩中之疾，橘核仁治腰疼疝气之㿗[32]。紫苏子兮下气涎[33]。甘松兮理风气而痛止。益智安神，治小便之频数；南星醒脾，去惊风、痰吐之忧[34]。

抑又闻补虚弱，排疮脓，莫若黄芪[35]；强腰脚，壮筋骨，无如狗脊[36]。菟丝子补肾以明目[37]，葫芦巴治虚冷之疝气。蛤蚧治劳嗽[38]，覆盆能益精[39]。没石主泄泻而神效[40]，皂角治风痰而响应。小草、远志，俱有宁心之妙[41]，大腹子去膨下气，亦令胃和[42]。白附子去面风之游走[43]，大腹皮治水肿之泛溢[44]。乌药有治冷气之理[45]，麦蘖有助脾化食之功[46]，川芎祛风湿，补血清头[47]；续断治崩漏，益筋强脚[48]。麻黄表汗以疗咳逆[49]，韭子助阳而医白浊[50]。白术消痰壅，温胃，兼止吐泻；菖蒲开心气[51]，散冷，更治耳聋。丁香快脾胃而止吐逆[52]，灵砂定心脏之怔忡[53]。肉苁蓉填精益肾[54]，石硫黄暖胃驱虫。

原夫散肾冷[55]、助脾胃，须荜澄茄；疗心疼，破积聚[56]，用蓬莪术。疗痈止疼于乳香[57]，消血杀虫于干漆[58]。石楠叶利筋骨与皮毛[59]，五加皮坚筋骨以立行[60]。神麴健脾胃而进饮食[61]，大枣和药性以开脾[62]。

观夫用发散[63]以生姜，以硇砂而去积[64]。青皮快膈[65]除膨胀，且利脾胃[66]；五味子止嗽痰，且滋肾水[67]。安息香辟恶，且止心腹之痛[68]；麝香开窍，则葱为通中[69]发汗之需。五灵脂治崩漏，理血气之刺痛；缩砂止吐泻以安胎[70]，化酒食之剂。鲫鱼有温胃之功，秦椒主攻痛而治风[71]。

岂不知[72]，鹿茸生精血[73]，腰脊、崩漏之均补；虎骨壮筋骨，寒湿、毒风之并祛[74]。檀香定霍乱，而心气之疼愈[75]；鹿角秘精髓，而腰脊之痛除[76]。消肿益血于米醋[77]，下气散寒于紫苏。麋茸壮阳以助肾[78]，当归补虚而养血[79]。乌贼骨止带下，且除崩漏、目翳[80]；鹿角胶住血崩，能补虚羸、劳绝[81]。白花蛇治瘫痪，除风痒之癞疹[82]；独活疗诸风，不论久新[83]。山茱萸治头晕遗精之药[84]，白石英医咳嗽吐脓之人[85]。厚朴温胃而去呕胀[86]，消痰亦验；淫羊藿疗风寒之痹，且补阴虚而助阳[87]。阿魏除邪气而破积[88]，沉香下气补肾，定霍乱之心疼；橘皮开胃去痰，导壅滞之逆气[89]；穀蘖养脾，旋覆花明目，治头风而消痰壅[90]。

此一百零七种药性之温，更宜参《图经》而默识也。

注：

［1］总括：汇集，把各方面合在一起。

［2］素谙：平时要熟记。

素：平素，平时。谙：熟记，背诵。

［3］木香：菊科多年生草本植物云木香的根。苦、辛，温。

气滞：脏腑经络之气阻滞不畅。多由饮食邪气郁结，或七情郁结所致。

［4］半夏：天南星科多年生小草本植物的去皮块茎。生半夏辛，微寒。熟半夏辛，温。有毒。功能燥湿化痰，降逆止呕。

风痰：素有痰疾，感受风邪而发；或痰在肝经，随肝风而发，均可称为风痰。

［5］苍术：菊科多年生草本植物茅苍术和北苍术的根茎。苦，温。

燥脾：燥湿健脾之简称。按：脾恶湿，燥除脾湿，则可使脾气健运。

［6］膨胀：此指腹部膨起饱胀的症状。

制麵：消除麵食积滞。制：制服，消除。引申为消导。

尤堪：尤能胜任。堪：音 kān，能承当。

［7］精浊：尿道口时流糊状浊物，由败精瘀血所致。浊物色白，亦可称白浊；如浊物夹血、色赤，则称赤浊。

［8］崩中：阴道忽然大量流血。多由脏腑伤损，冲脉、任脉血气俱虚所致。

［9］阳起石：一种含硅酸镁的石棉类矿石。甘、酸，温。功能温肾涩精，壮阳。

阴痿：指阴茎不举或举而不坚的病症。

［10］诚以：确实应用。以：用。

［11］苍耳子：菊科一年生草本植物苍耳的成熟带苞片的果实。

甘、苦，温。有小毒。

透脑：透达脑部。按：苍耳子能治鼻渊，鼻渊又名"脑漏"。

[12]威灵仙：百合科多年生攀援状藤本植物黏鱼须或毛茛科植物威灵仙的根。辛、鹹，温。归十二经。

宣风：散风。

气通：行气通络。

[13]艾叶：菊科多年生草本植物艾的叶。辛、苦，温。归肝、脾、肾经。功能散寒湿，理气血，暖宫，止血。

痢红：痢下鲜血。红：此指鲜血。按：艾叶不仅能治血痢，还能治久痢。

[14]止崩：按白芷当前主要用于发表散寒，消肿止痛。古代尚用于治疗"血崩及呕逆"（见《药性论》）等，宜予注意。白芷：辛，温。

[15]痔漏：痔疮与肛漏。初生于肛门周围，不破者称痔；破溃，出脓血，黄水浸淫淋漓不止者称漏。

[16]红蓝花：即红花。菊科一年生或二年生草本植物的管状花。辛，温。

产後恶血之馀：分娩后子宫内的馀血和浊液，即产后恶露不绝。

恶血：败坏之血。即溢出经脉而又积存体内（尚未排出体外）的坏死血液，又称"败血"。恶：音è。馀：多馀，剩馀，遗留，残存。

[17]汤火金疮：烫伤、烧伤、金属利器造成的创伤，也包括由此而形成的化脓，溃烂。刘寄奴：苦，温。

[18]茵芋叶：芸香科植物茵芋的茎叶。苦、辛，温。有毒。

[19]骨碎补：水龙骨科多年生草本蕨类植物槲蕨及中华槲蕨的根状茎。苦，温。

[20]藿香叶：唇形科多年生草本植物广藿香的叶片。辛，微温。

辟恶气：排除六淫之邪，或排除疫疠之气。辟：音 pì，排除。

恶气：六淫邪气，或疫疠之气。

[21]巴戟天：茜草科多年生常绿草质藤本植物巴戟天的根。辛、甘、温。功能补肾壮阳，强筋骨，祛风湿。

阴疝：阴寒之气结聚于阴，引起睾丸肿大、阴囊水肿、痛引少腹，或妇女阴户突出、少腹肿痛的病变。

白浊：概指小便混浊色白或精浊，而由尿道口流出白色浊物的病变。

补肾尤滋：补肾之力尤有增加。滋：音 zī，增添，增加。

[22]理气痛、血凝：即理气痛，理血凝。按指玄胡索苦、辛，温，有行气止痛、活血化瘀功能。

[23]抚芎：即川芎。辛，温。

定：安定，镇定。引伸为镇，止。

[24]何首乌：蓼科多年生缠绕草质藤本植物何首乌的块根。苦、甘、涩，微温。生用能通便、解疮毒，制用能补肝肾、益精血。

[25]阴痛：又名阴户痛，阴中痛，包括嫁痛（女子新婚初次性交而致阴户疼痛）及小户嫁痛（女子阴户小，性交则疼痛）。多由风气客于下焦，与气血相搏，肝肾经络因之壅闭，或因中气下陷，或因损伤肝脾经脉，湿热下注。主要症状为外阴及阴中疼痛，甚则极难忍受。

藁本：辛，温。

[26]破故纸：此指补骨脂，为豆科一年生草本植物补骨脂的成熟种子。辛、苦，温。功能补肾壮阳，温脾止泻。按：紫葳科植物木蝴蝶的种子别名"故纸""破故纸""洋故纸"与补骨脂的来源、药性、功能均异，宜注意区别。

劳伤：泛指劳累过度、房事不节、七情内伤、饥饿羸弱等因素引起的虚损病症，多累及脾气与肾气。主要症状为困乏懒言，动则气短自汗、心悸不安等。

[27]宣木瓜：木瓜之别名。蔷薇科植物贴梗木瓜（又名贴梗海棠）或榠楂（又名木李）的成熟果实。酸，温。归肝、脾经。功能平肝舒筋，和脾化湿。

[28]肺馀：肺之邪气有馀，即喘咳上气。按杏仁能下气润燥，故能润肺止咳喘。

润：即清润、凉润、温润之泛称，是治疗燥邪的一种法则，或一种功能。

剂：此处作调节、调治解，与后文相应。

润肺馀止嗽之剂：即调治咳喘上气。

苦杏仁：苦，温。

[29]茴香：伞形科多年生草本植物茴香的成熟果实。辛，温。功能温阳散寒，理气止呕，调中开胃。

疝气：即疝，指寒疝。明·楼英（1320—1389）《医学纲目·诸疝》云："寒疝即疝之总名。"包括内脏虚寒，肠疝疼痛；或阴囊肿大冰冷，抽紧作痛；或结硬疼痛。

肾疼：此指睾丸、附睾及阴囊疼痛。

[30]槟榔：棕榈科植物常绿乔木槟榔树的成熟种子。苦、辛，温。功能杀虫，破积，降气行滞，逐水化湿。

寸白虫：绦虫。按槟榔可治多种肠道寄生虫，杀绦虫效果明显，尤以杀猪肉绦虫疗效明显。

[31]杜仲：杜仲科杜仲属植物落叶乔木杜仲的树皮。甘、辛，温。功能补肝肾，强筋骨，安胎。

腰膝重：腰膝沉重的感觉。肾虚、寒湿、外伤、妇女经期腰痛等症均可有腰膝沉重感。重：音 zhòng。

[32]橘核仁：芸香科植物柑橘的成熟种子。苦，温。功能理气，散结，止痛。

瘨：音 diān，困苦。引伸为病，疾病。

[33]下气涎：降肺气，消痰涎。紫苏子：辛，温。

[34]南星：天南星。天南星科多年生草本植物天南星、东北天南星、异叶天南星等同属多种天南星撞去外皮的块茎。苦、辛，温。有毒。归肺、肝、脾经。功能燥湿化痰，镇惊祛风。

按：胆南星（又称胆星）为天南星粉与牛（或羊，或猪）胆汁加工而成。苦，凉。归肺、肝经。功能清化痰热，熄风定惊。主要用于热痰惊风之证。

惊风：指以搐搦强直、牙关紧急、头偏颤动等为主要症状的病证，即"惊厥"。《内经》云："诸暴强直，皆属于风。"故上述病证称为惊风。

急惊风：发病急而突然，出现壮热烦渴等热证者。多由脾肺蕴痰，心肝蓄热，风热壅闭，窍道不通所致。

慢惊风：缓慢起病，或出现于久病、大病之后，不发热，抽搐时发时止且缓弱无力者。此多由脾虚肝旺，或久病伤阴、虚风内动所致。

痰吐：指吐痰，或吐涎沫。

[35]莫若：无更如（黄芪）者。莫：无，没有。若：如。

黄芪：甘，微温。

[36]狗脊：蚌壳蕨科多年生草本植物金毛狗脊的根状茎。苦、甘，温。功能补肝肾，强筋骨，祛风湿。

[37]菟丝子：旋花科一年生缠绕寄生草本植物菟丝子、欧洲菟丝子（此二种称小菟丝子）及大菟丝子、云南菟丝子（此二种均称大菟丝子）的成熟种子。甘，温。功能补肝脾肾，固精缩尿，明目而止泻。

[38]劳嗽：虚劳咳嗽，多由五劳致虚，或久嗽成劳，或感受痄邪毒气，传染迁延而成。

蛤蚧：鹹，温。

[39]覆盆：指覆盆子。蔷薇科落叶灌木覆盆子或掌叶覆盆子、同属多种悬钩子的近成熟聚合果。甘、酸，温。功能补肾固精，助阳明目而。

益精：补精。

[40]没石：即没石子，也称"没食子""无食子"。为没食子蜂科昆虫没食子蜂的幼虫寄生于壳斗科植物没食子树幼枝上所产生的虫瘿。苦，温。归肺、脾、肾经。功能固气涩精，敛肺止血。

[41]远志：远志科植物细叶远志和宽叶远志（西伯利亚远志）的根皮。苦、辛，温。归心、肾、脾经。功能安神益智，化痰，消肿。

小草：远志苗的地上部分。功能安神，催眠。

[42]大腹子：即槟榔。为棕榈科植物常绿乔木槟榔树的成熟种子。苦、辛，温。归胃、大肠经。功能杀虫破积，利气行水。

去膨：消除腹部膨鼓胀气。

令胃和：使胃气和顺。按：胃气不和表现为脘腹膨胀、痞闷，嗳气吐酸，厌食等。槟榔能利气消膨，下降胃气，使胃气得降，从而和顺谐调。

[43]面风：又称"面游风"，游走是面风症状之一。主要表现为面皮红肿，痒如虫行，肌肤干燥，时起白屑，或皮肤流出脂水，瘙痒

难忍。多由平素血燥，过食辛辣厚味，胃蕴湿热，外受风邪所致。

[44]大腹皮：槟榔的成熟果实。归脾、胃、大肠经。功能下气、宽中、行水。

[45]冷气：寒冷之气，即寒邪。

理：理由，道理。按：乌药辛温，归胃、肾经，故能治疗脐腹寒痛、寒疝、小便频数、经行后期疼痛，体现舒气温中、散寒止痛之功。

[46]麦蘖：蘖，音niè。即麦芽。为禾本科二年生草本植物大麦（芒大麦）的颖果经水湿生芽后的干燥品。甘、鹹，温。

[47]补血：又称养血，治疗血虚。按：川芎辛，温。功能活血行瘀，散风止痛，截至目前研究结果，尚未证实有补血作用。

[48]益筋强脚：指续断能补肝肾，续筋骨，强腰筋。"强脚"与上句"清头"相对为文。

续断：苦，辛，微温。

[49]麻黄：麻黄科植物草麻黄、木麻黄或中麻黄的草质茎、枝。辛、苦，温。归肺、膀胱经。功能发汗，平喘，利尿。

表汗：解表发汗。

咳逆：此指肺气上逆，咳嗽喘息。

[50]助阳：即补阳。是治疗阳虚的功能或方法。肾为阳气之本，故补阳多指补肾阳。

韭子：辛，温。

白浊：小便混浊、色白为主要症状的疾病，或尿道口经常流出白色浊黏液体（但尿液自清）的疾病。

[51]开心气：此指开心窍。菖蒲主要来源于天南星科多年生草本植物石菖蒲的根茎、细叶菖蒲的根茎或带苗全草，或毛茛科多年生草本植物阿尔泰银莲花的根茎。辛、苦，温。归心、胃经。功能通窍除

痰，醒神健脑，祛湿开胃。

[52]快脾胃：使脾胃欣快，即醒脾胃。用芳香健脾药温运脾胃以治疗脾为湿困、胃失通降、运化乏力的病证。

快：舒畅而喜悦。此作使动用法，使……快。

丁香：辛，温。

[53]灵砂：以水银与硫黄为原料加热炼裂而成的升华物。功能安神定惊。甘，温。

怔仲：未受惊恐，但心中自感惕惕不安。惊慌不能自主的病症。一般病程较久，全身情况较差。

[54]肉苁蓉：列当科多年生草本植物苁蓉的肉质茎。甘、鹹，温。归肾、大肠经。功能益精血，补肾助阳，滑肠通便。

填精益肾：即补精补肾。肾藏精，故补精可以补肾助阳。

[55]肾冷：即肾寒。肾受寒邪，或因肾阳虚而生内寒引起的病症。主要症状如腰痛、气弱、腹胀、黎明前泄泻、睾丸肿痛、冷疝胀痛等。

荜澄茄：辛，温。

[56]积聚：胸腹内积块坚硬不移，痛有定处称"积"。块生腹中而聚散无常，痛无定处称"聚"。积聚有时用来泛指肿块。

[57]乳香：橄榄科植物小乔木或乔木卡氏乳香树、鲍达乳香树及野乳香树的树脂。苦、辛，温。归心、肝、脾经。功能活血止痛，消肿生肌。

[58]消血：消散瘀血。

干漆：辛、苦，温。有毒。

[59]石楠叶：根据宋·《开宝本草》《图经本草》，石楠叶当为胡椒科石楠或同属植物的叶，现所用多为蔷薇科灌木或小乔木石楠的叶。此二者效用相似，辛，温。归肾经。功能祛风湿，强筋骨，补

虚，治咳。

[60]立行：迅速见效。立：即刻。引伸为迅速。行：可以。引伸为有效，见效。

按：五加皮，现全国广大地区多用萝摩科植物杠柳的根皮，即"北五加皮"。尚有五加科植物五加及同属几种植物的根皮，药性和缓而无毒，此称"南五加皮"。现认为五加皮辛、苦，温。北五加皮有毒。功能祛风湿，强筋骨。

[61]神麯：用麵粉、红小豆、杏仁、鲜辣椒、鲜青蒿、鲜苍耳草按比例混合，经发酵的製成品。辛、甘，温。

[62]大枣：鼠李科植物枣的成熟果实。甘，温。归脾、胃经。功能补脾和胃，益气生津，调营卫，解药毒。

[63]发散：此指解表散寒。

[64]硇砂：包括白硇砂和紫硇砂。

白硇砂（淡硇砂）为等轴晶系天然矿物氯化氨矿石。鹹、苦、辛，温。有毒。归肝、脾、肺、胃经。功能软坚消积，化痰，散瘀消肿。每次冲服 0.3~0.6 克；外用适量。

紫硇砂（鹹硇砂）为等轴晶系天然矿物含有少量硫和锂元素的大青盐。本草古籍未记载本品。当前，有些地区按上述硇砂应用，并认为优于白硇砂。

积：此指癥积，肿瘤属于癥积。

[65]快膈：舒畅胸膈。按：青皮功能理气散结，舒气止痛，从而可治胸胁胀痛，胃脘痞满，消化不良，乳痈结块等。

青皮：苦、辛，温。

[66]利：通利。此指通畅脾胃以消胀满。

[67]五味子：木兰科多年生落叶木质藤本植物五味子北五味和南

五味子的成熟果实。酸、咸，温。归心、肝、脾经。功能活血止痛，消肿生肌。

[68]安息香：安息香科植物安息香树或越南安息香树的树脂。辛、苦，温。归心、肝、脾经。功能辟恶，开窍，行气血，止疼痛。

辟恶：即"辟恶气"。辟恶，亦作"辟秽"。

[69]通中：通畅胸、腹，宣畅胸、腹中的阳气。按：此指葱白的功能。葱白不仅能发汗达表，还能和里，利大、小肠，治心、腹痛，通畅阳气。

[70]缩砂：姜科多年生草本植物缩砂的成熟果实，亦称"壳砂仁"。如去掉壳，则称"砂仁"（实为种子团）。其单粒种子称"砂米"。按：药用砂仁主要为姜科阳春砂及缩砂的成熟果实。

砂仁：辛，温。

[71]攻痛：阵发冲逆作痛。

秦椒：辛，温。有毒。

[72]岂不知：难道不知。此处为转折语气。岂：音 qǐ，难道。

[73]精血：维持人体生命活动的营养物质的总称。精血盈亏可以影响人体的健康。

鹿茸：甘、咸，温。

[74]毒风：此指导致筋骨痿弱、骨质发育不良的疫疠之邪。

虎骨：辛，温。

[75]檀香：檀香科常绿小乔木檀香树的木质心材。辛，温。功能温中，理气，止痛。

霍乱：泛指突然吐泻、心腹绞痛的疾病。

[76]秘："闭"的意思。引申为营养，敛藏，补固。

精：指肾精和构成人体并维持生命的基本物质。精封藏于肾。

髓：指骨髓和脑髓。髓由精化生，靠精充养。

秘精髓：即养蓄、补固精髓。其实质为补肾阴、温肾阳，强腰健脑。按：有"精髓枯淋"为淋证之一，多因气血虚羸、精髓干枯、肾虚不固，气化无力，以致小便淋沥不止。系年高衰老者易患的泌尿系统病症。鹿角鹹，温，虽补力不及鹿茸，但仍有益肾补虚、温阳之功，且可活血、化瘀、消肿，故能治肾虚腰痛。

鹿角：鹹，温。

[77]於：以，用。

米醋：酸，温。

[78]麇茸：鹿科动物麇鹿未骨化而带茸毛的幼角。麇鹿为我国特产。麇茸甘，温。功能壮阳补精，强筋益血。药力胜于鹿茸。

助肾：即补肾。

[79]当归：伞形科植物当归的根。甘、辛，温。归肝、心、脾经。功能活血，调经，止痛，润燥。按：古人说当归补血，现通过药理实验，尚未发现补血作用。

[80]乌贼骨：乌贼科海产软体动物乌贼及金乌贼或无针乌贼的骨状内壳。鹹、涩，微温。功能收敛止血，止带，制酸。

目翳：眼内或外眼所生遮蔽视线的混浊病变、溃烂后形成的疤痕，可泛称目翳。

[81]鹿角胶：鹿角经水反复熬炼成的胶质。甘、鹹，微温。补血补精，温补肝肾。除止血崩之外，尚可止吐血、衄血、尿血，可治再生障碍性贫血。本品补力胜于鹿角，但不及鹿茸。

劳绝：即劳极。为肾虚劳损重症。主要表现为卧多盗汗，小便馀沥不尽，阴湿，阳痿。

[82]癞：原作"癫"，据明·《医要集览》改。癞，即疠风，又

称麻风、大麻风、大风。

疹：此泛指各种皮肤痒疹。

[83]独活：伞形科当归属多年生重齿植物毛当归的根。辛、苦，微温。归肝、心、脾经。功能散风，祛湿，止痛。

诸风：各种风邪。按：今多以独活治疗伏风及风寒夹湿。

[84]山茱萸：山茱萸科落叶小乔木山茱萸除去果核的果实（即果肉）。酸、涩，微温。功能补益肝肾，涩精止汗。

头晕：头脑昏沉，自感周围景物旋转，甚则恶心呕吐之症。肾阴虚、肾阳虚均可引致头晕，脾、肺、肝的病变亦可导致头晕。

[85]白石英：氧化物类矿物石英的矿石。甘，温。归肺、肾、心经。功能温肺肾，安心神，利小便。除治疗肺寒咳嗽吐脓之外，还可治疗阳痿，消渴，惊悸健忘，黄疸，小便不利及风寒湿痹。

[86]厚朴：木兰科植物落叶乔木厚朴或凹叶厚朴的枝皮、干皮、根皮。苦、辛，温。归脾、胃、肺、大肠经。功能温中下气，燥湿化痰，平喘。

[87]淫羊藿：小檗科多年生草本植物淫羊藿、箭叶淫羊藿、心叶淫羊藿的茎叶。辛、甘，温。功能补肝肾，益精助阳，强筋骨，祛风除湿。

[88]阿魏：伞形科植物阿魏、新疆阿魏的树脂。苦、辛，温。功能散癥瘕痞积，杀虫除邪。

邪气：此指传尸、疰、疟等疫疬之气。

[89]壅滞之逆气：壅塞、阻滞、冲逆而失于和降之气机。

逆气：冲逆之气。

[90]旋覆花：菊科多年生草本植物旋覆花或线叶旋覆花等的头状花序。辛、苦、咸，微温。

消痰嗽壅：嗽除痰壅。

痰壅：痰涎壅盛。按：旋覆花能治疗顽痰胶结，咳嗽不爽，痰壅气逆之证。

平性

详论药品，平和性存。菊花能明目而而清头风[1]，藕节消瘀血而止吐衄[2]，百部治肺热，咳嗽可止[3]；芡实益精[4]，治白浊，兼补真元[5]。

原夫木贼草去目翳，崩漏亦医；花蕊石治金疮，血行即止[6]。金箔镇心而安魂魄[7]，天麻[8]主脾湿以祛风。甘草和诸药而解百毒，盖以性平[9]；柴胡疗肌，解表次之。

观夫琥珀安神而散血，蒺藜疗风疮而目明[10]。牛膝强足补精，兼疗腰痛；龙骨止汗住湿，更治血崩[11]。人参润肺宁心，开脾助胃；蒲黄止崩治衄，消瘀调经。

虻不以[12]三棱破积，除血块、气滞之症[13]；桔梗下气，利胸膈而治咽喉。桑螵蛸疗精气之泄[14]，香附子理血气妇人之用[15]。全蝎主风瘫[16]，酸枣仁去怔仲之病[17]。

尝闻桑寄生益血安胎，且止腰痛[18]；槐花治肠风[19]，亦医痔痢[20]。生卷柏破癥瘕而血通[21]，猪苓尤为利水之多[22]。莲肉有清心醒脾之用[23]，没药在治疮散血之科[24]。郁李仁润肠宣水[25]，去浮肿之疾；茯神宁心益智，除惊悸之痫[26]。白茯苓补虚劳，多在心脾之有准[27]，赤茯苓破结血，兼[28]利水道以无过[29]。桃仁破瘀血，兼治腰疼[30]；柏子仁养心脾而有益[31]。

抑又闻僵蚕治诸风之喉闭[32]，百合敛肺劳之嗽萎[33]。麒麟竭止血出，疗金创之伤折[34]，羌活明目而驱风[35]，除筋挛之肿痛。山药而腰、湿能医[36]，阿胶而痢、嗽皆止[37]。诃子生津止嗽，兼疗滑泄之疴[38]；秦艽攻风逐水，又除肢节之痛。枇杷叶下逆气，哕呕可医。乌梢蛇疗不仁[39]，去疮疡之风热[40]。乌梅主便血、疟疾之用。龟甲坚筋骨，更疗崩疾。麻子仁润肺，利六腑之燥坚[41]；干葛疗肌[42]、解表。扁豆兮助脾[43]，金樱子兮涩遗精[44]。

然此五十种平和之药，更宜参本草而求其详悉也。

以上汇诸药品，总括成章。性分寒、热、温、平，味[45]注抑扬[46]主治，随症对药，辞义了然。在习医者固当审详，而保身者[47]亦宜熟读。庶几无夭札之虞矣[48]。

注：

[1] 头风：时作时止，经久不愈，愈后触感复发的头痛病。

菊花：苦、甘，平。

[2] 吐衄：吐血，指血从口吐出，无明显呕恶、咳嗽。呕恶而出者为呕血，咳嗽而出者为咯血。有时亦泛指血从口出，即为吐血。

衄血：非外伤所致的头部诸窍及肌表、肌肉出血，如齿衄、耳衄、眼衄、舌衄、肌衄，有时亦可单指鼻出血（鼻衄）。衄：音 nǜ，女之去声。

藕节：甘、涩，平。

[3] 百部：百部科百部属多年生草本植物蔓生百部、对叶百部或直立百部的块根。甘、苦，平。功能润肺治嗽，外用灭虱杀虫。

[4] 芡实：睡莲科一年生水生植物芡的成熟种仁。甘、涩，平。

功能补肾涩精，止泻。

[5] 真元：即元气，亦称原气，包括元阴和元阳之气。真元禀受于先天，赖后天荣养滋生。

[6] 花蕊石：为矿产含蛇纹石的大理石。酸、涩，平。功能化瘀，止血。用时煅透，打碎。

血行：血流。行：运行，流动，流。

则：乃，就。

止：原作"却"。据明·《医要集览》改。

[7] 金箔：金箔指用黄金锤成的纸状薄片。辛、苦，平。归心、肝经。功能镇心，安神，解毒。

魂魄：泛指精神意识思维活动。根据中医学理论，心藏神，魂随神而往来. 魄并精而出入，故魂魄与心、肝、脾关系密切。神，指思维意识活动。魂，指梦寐之镜。魄，指视、听、触觉，躯干肢体动作，新生儿吮乳、啼哭等本能动作和感觉。

[8] 天麻：兰科植物天麻的块根。甘、辛，平。归肝经。祛风止痉，平肝阳，祛风通络。

[9] 甘草：豆科植物甘草、光果甘草、胀果甘草的根及根茎。甘，平。归脾、胃、心、肺经。功能益气补中，缓急止痛，润肺止咳，泻火解毒，调和诸药。

[10] 蒺藜：此指刺蒺藜。为蒺藜科一年生草本植物蒺藜的近成熟果实。苦、辛，平。归肝、肺经。功能散风疏肝，明目而，行血。

风疮：风邪所致的皮肤痒疹和疮疡，如荨麻疹、神经性皮炎、某些类型的慢性湿疹等。

[11] 龙骨：古代巨形哺乳动物（如象、犀、鹿等）骨骼的化石。甘、涩，平。功能镇惊安神，收敛固脱。可用于惊狂烦躁，心悸，失

眠多梦，自汗，盗汗，遗精，崩，带，泻痢不止，外伤出血，疮溃不敛。

住：停止。引伸为收敛。

[12]岂不：难道不。以：用。

[13]气滞：气机阻滞不畅。按：气为血帅，气滞过甚、过久，则可引起血瘀，乃致形成癥瘕血块。三棱功能破血行气，故能消积止痛。

[14]精气之泄：泛指遗精、滑精。原作"遗精之泄"，今据明·《医要集览》改。

[15]香附子：莎草科多年生草本植物莎草的块茎。辛、微苦，平。归肝、三焦经。功能理气解郁，调经止痛。

理血气：调理血瘀气滞。此处主要指消散瘀血，流通血脉，舒畅气机，解除郁结。中医学认为"气为血帅，血为气母"，故理气可以理血。

按：过去多认为香附子为"气病之总司，女科之主帅"，而成为妇科必用之药。其实，凡肝郁气滞者，无论男女，均可辨证用药，而当妇女未患此证时，则不必选用。

[16]全蝎：钳蝎科问荆蝎的全体。鹹、辛，平。归肝经。功能熄风镇痉，亦可解疮肿毒。

风瘫：指惊风、破伤风等风邪为患的证候，及中风偏瘫诸证。

[17]酸枣仁：鼠李科植物酸枣的成熟种子。酸、甘，平。归肝、心、脾经。功能催眠安神，敛汗生津。

[18]桑寄生：现在商品称"广寄生"，为桑寄生科植物常绿寄生小灌木桑寄生的带叶茎枝。按：同科寄生小灌木槲寄生的带叶茎枝亦作桑寄生入药。现二者统称"寄生"。苦，平。归肝、肾经。功能补肝肾，强筋骨，养血安胎，尚可除风湿。

[19] 肠风：以便血为主的疾病，可由风邪热毒搏于大肠引起，也可因肠胃间湿热郁积胀满而引起，主要特点为便下鲜红血液。

[20] 痔：生于肛门部位的疾病，可生于肛门外，亦可生于肛门内。多由湿热积蕴，过食辛辣，或久坐、久立，大便秘结，或久泻久痢，或临产用力等因素引起。

痢：痢疾，以腹痛、大便次数多而量少、里急后重、黏液及脓血便为主要特征。多由饮食不慎，外受六淫或疫毒之气引起。

[21] 癥瘕：腹腔内肿物，此处泛指腹内痞块。

癥：形征可验，按之不移，推之碍手，痛有定处者为癥，多发于脏，属血分。

瘕：若腹腔内的肿物聚散无常，按之移动，痛无定处者为瘕，多病在腑，属气分。

[22] 猪苓：多孔菌科寄生植物猪苓的菌核。甘，平。归肾、膀胱经。功能利水渗湿。

[23] 莲肉：莲子的处方名。为睡莲科多年水生草本植物莲的成熟种子。

[24] 科：品类，类。

[25] 郁李仁：主要为蔷薇科植物灌木郁李、欧李、长梗郁李的成熟种子（称小郁李），此外，山樱桃、滇樱桃、显叶欧李的成熟种子亦作郁李仁入药（称大郁李）。二者药性相同：辛、苦，平。归大肠、小肠、脾经。功能润肠通便，利尿消肿。

润肠：用滑润性质的缓泻药滋润肠燥，从而治疗津枯便秘、气虚便秘等证的功能或方法。

宣水：疏通水道，利水。宣：此作"疏通"解。

[26] 惊悸：因惊恐、恼怒等七情变化而发作心动数疾、惊慌不

安，甚则不能自主的症状。

[27] 有准：有依据。准：依据。按：白茯苓补虚劳，是依据具有益脾补气、宁心安神的功能，故云。

[28] 兼：原作"独"。据明·《医要集览》改。

[29] 破结血：犹言"散瘀血"。

破：碎裂，打破，攻克。引伸为散，消散。

结血：聚合之血，结滞之血。为瘀血之属。

无过：无失，无错。

按：赤茯苓为茯苓之淡红色者，性味与白茯苓相同，但补气、健脾、安神作用不及白茯苓，而侧重于消散运行不畅之血和清利湿热两方面。

[30] 桃仁：蔷薇科植物落叶小乔木桃的成熟种仁。苦、甘，平。功能活血祛瘀，润肠通便。

[31] 养心脾：原作"养心神"。据明·《医要集览》改。按：柏子仁为柏科植物常绿乔木侧柏的成熟种仁。甘、辛，平。归心、脾经。功能补脾宁心，安神催眠，止汗润肠。

[32] 诸风之喉闭：此指喉闭、喉风等证。

喉闭：又作"喉痹"。指咽喉部位红肿疼痛，声音嘶哑，但发病不很急重之证。多以外感风热、内伤阴虚引起者较常见。

喉风：以咽部化热，咽喉肿痛，迅即痰涎壅盛，高热，失音，吞咽及呼吸均感困难，甚则牙关紧急，神志不清为主要表现的急重证。此为多种急性咽喉病的统称。

[33] 肺劳之嗽萎：此指肺劳、肺萎等嗽、吐血病证。

肺劳：虚劳病之一。主要表现胸闷、气短、咳嗽吐血、消瘦乏力、发热等症状。本病有气虚、阴虚等不同证候，但总由肺脏虚损、劳伤所致。

肺萎：又作"肺痿"。此指肺脏枯萎，以咳吐浊唾、涎沫，口干咽燥，动则气喘，形体消瘦为主要表现的慢性虚弱疾病。多因燥热灼肺，久咳伤肺，重伤津液，肺失濡润，以致枯萎不荣。

[34] 金疮：金属利器造成的创伤，也包括因创伤而化脓产生的溃烂、疡疮。

伤折：筋骨受伤或折断。

[35] 羌活：伞形科多年生本草本植物羌活的根茎和根。辛、苦，平。功能表散风寒，驱除风湿，通痹止痛。

明目而：明亮眼睛。

[36] 山药：薯蓣科多年生缠绕草本植物薯蓣除去外皮的块根。甘，平。归脾、肺、肾经。功能健脾补肾，益气养阴，止泻涩精。

腰湿能医：即能医肾虚、脾虚。按：腰为肾之府，肾虚则腰病。脾能运化水湿，肾主水，故脾肾虚可致湿邪为患。

[37] 痢：此指血痢，亦称赤痢，痢下多血或下纯血。多由疫疠、热毒乘血所致。

嗽：此指咳嗽而痰中带血，或咯出鲜血。多由肺阴虚；或肝火过旺，木火刑金所致。

[38] 诃子：使君子科植物落叶乔木诃子树的成熟果实。酸、苦，平。

止嗽：原作"止渴"，据明·《医要集览》改。按：诃子治肺阴虚干咳、久嗽、失音。

痾：音ē，疾病。

[39] 不仁：皮肤失去知觉。

[40] 风热：风和热相合的病邪。

［41］燥坚：指六腑津液阴血亏虚而致内燥，大便秘结、干硬。

［42］疗肌：即解肌，解除肌表之邪。这是治疗外感证初起有汗的法则。

干葛：豆科多年生落叶草质藤本植物葛的干燥根，又称葛根。甘、辛，平。功能发表解肌，透疹，生津。

［43］助脾：补脾。

［44］涩遗精：涩止遗精。涩：在此用如动词。

遗精：不在性交时精液自行泄出称遗精，包括梦遗（因梦而精出）和滑精（不因梦感而精液自出）。

［45］味：一种药物叫一味。在此为"每一味药物"的意思。

［46］抑扬：浮沉，进退。在此指药物的药性功能。

［47］保身者：重视养生的人。

［48］庶几：也许可以。表示希望或推测。庶：音 shù。几：音 jǐ。

夭札：遭疫病而早死。夭：音 yāo。少壮而死。札：音 zhá。疫病。虞：音 yú。忧虑。

用药发明

明·严萃　编

明·熊宗立　补遗

王今觉　王嫣　点校注释

药性阴阳论

夫[1]药有寒、热、温、凉之性，酸、苦、辛、鹹、甘、淡之味，升、降、浮、沉之能，厚、薄、轻、重之用，或气一[2]而味殊[3]，或味同而气异。合而言之，不可混用；分而言之，各有所能。

本乎[4]天者亲上[5]，本乎地者亲下。轻清成象[6]，重浊成形。清阳发腠理，浊阴走五脏。清中清者，荣养於神[7]；浊中浊者，坚强骨髓。

辛甘发散为阳，酸苦涌泄为阴。气为阳，气厚为阳中之阳，气薄为阳中之阴。薄则发泄，厚则发热[8]。味为阴，味厚为阴中之阴，味薄为阴中之阳。薄则疏通，厚则滋泄。

升降浮沉之辨，豁然贯通，始可以言医[9]而司人命[10]矣。人徒[11]知药之神[12]者，乃药之力也，殊不知乃用药者之力也。人徒知辨真伪、识药之为难，殊不知分阴阳、用药之为尤难也。

注：

[1]夫：句首语气词，表示开始发表议论。

[2]气一：气相同。一：统一，一致。

[3]味殊：味不同。殊：音 shǔ，异，不同。

[4]本乎：本于，来源于。本：根据，来源。乎：于。介词。

[5]亲上：近上。亲：近，接近，趋向，向。

[6]轻：分量小，体轻。

清：澄沏，质清。

象：形於外者曰象，表现於外的徵象。

[7]清中清者：指精微。

荣养於神：《素问·生气通天论》云："阳气者，精则养神。"指阳气化生精微,养於神气。

[8]薄则发泄,厚则发热:由於热为阳、寒为阴,阳气炎上、阴气润下,故气薄则发散,厚则发热。

[9]言医:议论医学。引伸为有资格从医。言:议论。

[10]司人命:决死生,为人治病。司:掌管。

[11]徒:仅。副词。

[12]神:原理玄妙,作用神奇。

标本论[1]

夫用药者当知标本[2]。以身论之,外为标,内为本;气为标,血为本;阳为标,阴为本;六腑属阳为标,五脏属阴为本。以病论之,先受病为本,后传变为标。

凡治病者,先治其本,后治其标,虽有数病,靡弗去矣[3]。若先治其标,后治其本,邪气滋甚[4],其病益坚。若有中满[5],无问标本,先治中满,谓其急也。若中满后有大小便不利,亦无问标本,先治大小便,次治中满,谓尤急也。又如先病发热,后病吐泻,饮食不下,则先定呕吐,渐进饮食,方兼治泻,待元气稍复,乃攻热耳。此所谓缓则治其本,急则治其标也。除大小便不利及中满吐泻之外,皆先治其本,不可不知也。

假令肝受心火之邪,是从前来者[6],为实邪。实则泻其子。然非直泻其火,入肝经药为之引用,泻火为君[7],是治实邪之病也。假令肝受肾邪,是从后来者,为虚邪。虚则补其母。入肾经药为引用,补肝药为君是也。

标本已得[8]，邪气乃服[9]。医之神良，莫越乎此。

注：

[1]按：此篇系明·熊宗立在编撰本书时增补。

[2]标本：即本末。标：梢，枝末，引申为非根本性质的。本：草木的根，事物的根基或主体，本质，本原。按：标本为相对概念，是一种主次关系。《黄帝内经·素问》卷六"标本病传论"，可仔细研读。

[3]靡弗去矣：没有不可祛除的。靡：音mī，无，没有。弗：音fú，不，不可。

[4]滋甚：愈加严重。滋：益，愈加。

[5]中满：指中焦（脘腹部）胀满。

[6]从前来者：按五行学说，肝属木，心属火，木生火，故心在肝前。

[7]为君：为主。君：主宰，主。按：此指以泻火药为君药。

[8]已得：已经掌握。得：获得，引申为掌握。

[9]乃服：才驯从。乃：才。副词。服：顺从，驯服。按：此句为"才可制服病邪"之意。

用药法[1]

夫用药之法，贵乎明变[2]。如风会[3]有古今之异，地气有南北之分，天时有寒暑之更，禀赋有厚薄之别，受病有新旧之差，年寿有老少之殊，居养有贵贱之辨，用药之际，勿好奇，勿执一[4]，勿轻妄[5]，勿迅速[6]，须慎重精祥，圆融活变。不妨沉会[7]，以期必妥[8]。药於是乎功成。惜先贤未有发明，后学因而弗讲，其误世也，不既多乎[9]。

夫病有宜补，以泻之之道补之；病有宜泻，以补之之道泻之。病有宜寒剂者，以热剂为响导之兵；病有宜热剂者，以寒剂为类从之引。病在上者治下，病在下者治上。病同也而药异，病异也而药同。其义至微[10]，学者最宜深究。

用药之忌，在乎欲速。欲速则寒热温凉、行散补泻未免过当，功未获奏，害已随之。夫药无次序，如兵无纪律，虽有勇将，适以勇而偾事[11]。又如理丝，缓则可清其绪，急则愈坚其结矣。

药有君、臣、佐、使，味有轻、重、厚、薄，人而知之矣[12]。及其用药也，令人复煎其滓，不知既经煎沸，则轻且薄者业已无味，重且厚者不减初煎。君臣佐使之宜，果安在哉[13]？病浅者犹无大害，病深者切勿为之。

凡修丸剂，须每种各为细末，以末之轻重合之，则分两方准[14]。不然，易细者一磨无遗，难碎者三复不尽[15]。卤莽若此，何怪其无功哉[16]！

凡药苦者直行而泄，辛者横行而散，酸者束而收敛，鹹者止而软坚。独是甘之一味，可升可降，可浮可沉，可内可外，有和有缓，有补有泄，盖土味作甘，土位居中而能兼乎五行也。

凡药之在土者，中半以上为根，其气上行，病在中、上焦者用之；中半以下为梢，其气下行，病在下焦者用之。药之出土者，中半以上为苗，其气味上升；中半以下为身、为干，其气味中守、下达咸宜[17]，因[18]其病而酌之，使弗悖乎阴阳也[19]。

药在上者，不厌频而少[20]；在下者，不厌顿而多，少服则滋荣[21]於上，多服则峻补[22]於下。

凡病在上者，先食而后药。病在下者，先药而后食。病在四肢者，宜饥食而在昼。病在骨髓者，宜饱食而在夜。

凡煎药用水，亦各有宜。如治湿肿浮胀之疾，而欲使利水道，则取长流水[23]，以流长源远，其性通达，直引四肢之间也。如治二便不通及足胫以下风湿，则取急流水，以其湍纵峻急，其性速下也。如治痰饮郁滞，而欲吐发升散，则取逆流水[24]，以其性逆倒流，洄澜涌决也。如治中气不足，则取春雨水，有阳道发生之意也。如治下元不足，则取井水，盖清晨井中天一之气浮结於面[25]，以磁器轻取之，殊有补阴之功也。如治火热阳证，则取雪水，能大退热也。如治伤寒阴证[26]、奔豚[27]等疾，则取甘澜水，盖盛之於缸，扬过千遍，水珠沫液，盈溢於面，其性柔顺，其味甘温，大能和气[28]也。如治脾胃虚弱、泄泻不食等疾，则取池潦水，盖土池中停蓄既久，不流不动，殊有土气，能助脾元也[29]。如治阴不升、阳不降，乖隔诸疾，则取阴阳水，河、井各半，阴阳相成，可升可降，而使气平者也。

古人用药，如羿之射的^[30]，不第谙其理^[31]，尤贵择其道地者，製之尽善。不然，欲以滥恶之剂^[32]，冀其功验，虽扁、仓再起^[33]，其可得乎！

凡药有畏、恶^[34]、相反。所谓畏者，畏其制^[35]我，不得自纵，如半夏畏生姜之类是也。所谓恶者，恶其异我^[36]，不得自尽，如生姜恶黄芩之类是也。统而论之，彼所畏者，我必恶之；我所恶者，彼亦畏我。相畏、相恶之中，亦有相成者，在因病制方^[37]，轻、重、多、寡之间耳。若所谓相反，则各怀酷毒，两雠^[38]不共，共则必害事也。然有大毒之疾，又须用大毒之药以劫之，如古方"感应丸"用巴豆、牵牛同剂，以为攻坚破积之用；"四物汤"加人参、五灵脂以治血块；"二陈汤"加藜芦、细辛以吐风痰；丹溪治尸瘵^[39]，"莲心散"以甘草、芫花同剂，而谓妙处在此，雇良工用之何如耳。

注：

[1]按：此篇系明·熊宗立在编撰本书时增补。

[2]明变：知晓随证应变。明：明了，明白。变：权变，随机应变。

[3]风会有古今之异：古代风俗与当今风俗有不同。风：风气，风俗，教化。会：汇合。

[4]执一：固执不变。执：坚持，遵守。一：不二，专一。

[5]轻妄：轻佻狂妄。按：轻则寡谋、失据，妄则越轨、自大，必难奏功。

[6]迅速：非常快，特别快。

[7]沉会：沉着思考分析。沉：深沉，沉厚。会：领悟，理解。

[8]以期必妥：而一定要作到万无一失。以：而。期：希望，期望。必：一定。妥：安稳。

[9]不既多乎：不是已经很多吗！既：已经。乎：语气词。

[10]至微：最精深。至：极，最。微：精妙，幽深。

[11]偾事：败事。偾：音 fèn，倒覆。

[12]人而知之矣：尽人皆知了。

[13]果安在哉：当真在哪里呢？果：当真。安：哪里。代词。哉：表示疑问，语气助词。

[14]方准：才准确。

[15]三复不尽：磨三次也不能全碎。复：反覆。三复：反覆三次。不尽：不完，指不能完全磨细。

[16]哉：在此为语气助词，表示感叹。

[17]咸宜：全适宜。咸：皆，全，都。

[18]因：根据，依据。

[19]使弗悖乎阴阳也：致使不违背於阴阳之理。使：致使。悖：音 bèi 违反。乎：於。介词。阴阳：此指阴阳学说。

[20]频而少：次数多而量少。频：屡次。

[21]滋荣：润泽荣养。按即和缓补养。滋：润泽。

[22]峻补：迅速补益。峻：大，迅猛。

[23]长流水：即江河溪涧水。

[24]逆流水：指洄澜之水。

[25]天一之气：与天合而为一之气。按指井水水面上的自然清新之气。

浮结於面：浮动聚集於井水水面。

[26]伤寒阴证：指伤寒病的太阴证、少阴证、厥阴证。

[27]奔豚：此为古病名。主要表现为气逆冲心，满闷不舒，或膀胱、小腹部切痛，并上冲腹胁满痛，上下攻窜疼痛。多因脾肾湿寒、肝气郁滞所致。

[28]和气：调和气机。

[29]池潦水：亦称潦坝水。按：使用此水宜注重水质清洁卫生。

[30]羿：古之善射者。

的：音dì，箭靶的中心，引申为目标。

[31]不第：不但。第：但。

[32]滥恶之剂：伪劣之品。滥：失实，虚假。恶：坏，劣。

[33]扁、仓：指扁鹊（战国时名医）和仓公（汉文帝时名医）。

[34]恶：在此读wù，憎恨，讨厌，厌恶。

[35]制：节制，控制，制服。

[36]异我：与我不相同。异：不相同。

[37]因病制方：根据病证，制定方药。按：即辨证施治之意。因：依据，根据。制：制定，裁断。

[38]雠：音chóu，对手，仇敌。

[39]尸瘵：传尸、劳瘵。在此统指互相传染的消耗性疾病，包括西医学的结核病。

药性升降浮沉补泻法

足厥阴肝
足少阳胆 } 味辛补、酸泻（所以制金）　气温补、凉泻

手少阴心
手太阳小肠 } 味醎补、甘泻（所以制水）　气热补、寒泻

足太阴脾
足阳明胃 ｝味甘补、苦泻　气温凉寒热补泻,各从其宜。

手太阴肺
手阳明大肠 ｝味酸补、辛泻(所以制木)　气凉补、温泻。

足少阴肾
足太阳膀胱 ｝味苦补、鹹泻(所以制火)　气寒补、热泻。

五脏更相平也[1],一脏不平,病。故曰:安谷则昌[2],绝谷则亡[3]。仲景云:水入於经,其血乃成;谷入於胃,脉道乃行。故血不可不养,卫不可不温,血温卫和,荣卫将行,常有天命矣[4]。

注:

[1]更:此音 gèng,又,副词。

平:平和。引申为协调。

按:五脏更相平,指五脏又要相互谐调,维持相互间的正常平衡关系,是为保持生命活动健康的重要条件,即《素问·生气通天论》所说:"阴平阳秘,精神乃治"。阴平:阴气平和。阳秘:阳气固秘。

[2]安谷:指病人能正常进食,不发生格拒呕吐现象。

[3]绝谷:不能进食。

[4]天命:自然寿命。

五脏所欲

肝欲散,急食辛以散之,以辛补之,以酸泻之。

心欲软,急食鹹以软之,以鹹补之,以甘泻之。

脾欲缓,急食甘以缓之,以甘补之,以苦泻之。

肺欲收,急食酸以收之,以酸补之,以辛泄之。

肾欲坚，急食苦以坚之，以苦补之，以鹹泻之。

五脏所苦

肝苦急，急食甘以缓之。脾苦湿，急食苦以燥之。心苦缓，急食酸以收之。肾苦燥，急食辛以润之。肺苦气上，急食苦以泄之。

开腠理，致津液，通其气也。

五臭[1]凑五脏例

臊气入肝，腥气入肺，香气入脾，焦气入心，腐气入肾。

注：

[1]五臭：五种气味。臭：音 xiù，气味。

五行五色五味五走五脏主禁例

东方之木，其色青，其味酸，其脏肝。肝主筋，木曰曲直[1]，作酸。酸走肝，筋病人无多食酸。

南方之火，其色赤，其味苦，其脏心。心主血，火曰炎上，作苦。苦走心，血病人无多食苦。

西方之金，其色白，其味辛，其脏肺。肺主气，金曰从革，作辛。辛走肺，气病人无多食辛。

中央之土，其色黄，其味甘，其脏脾。脾主肉，土曰稼穑[2]，作甘。甘走脾，肉病人无多食甘。

北方之水，其色黑，其味鹹，其脏肾。肾主骨，水曰润下，作鹹。鹹走肾，骨病人无多鹹。

注：

[1]木曰曲直：指木的性质能弯曲，能伸直。曰：此为助词，虚字，无实义，常用於句首或句中。

[2]稼穑：种植、收获穀物。穑：音 sè，收获穀物。

手足三阳表里引经主治例

太阳 足膀胱 手小肠　　上：羌活，下：黄柏。

少阴 足肾　知母[1] 手心　黄连[1]

少阳 足胆 手三焦　　上：柴胡，下：青皮。

厥阴 足肝　青皮[1] 手包络[2]　柴胡[1]

阳明 足胃 手大肠　　上：白芷，升麻，下：石膏。

太阴 足脾　白芍[1] 手肺　桔梗[1]

注：

[1]按："知母、黄连、青皮、柴胡、白芍、桔梗"六药原脱，今据明·《医要集览》及《珍珠囊指掌补遗药性赋》天启壬戌（1622）钱允治校订本补。

[2]手包络：原作"手命门"今据明·《医要集览》改。

诸药泻诸经之火邪

黄连泻心火，栀子、黄芩泻肺火，白芍泻脾火，柴胡、黄连泻肝胆火，知母泻肾火，木通泻小肠火，黄芩泻大肠火，柴胡、黄芩泻三焦火，黄蘗泻膀胱火。

诸药相反例

甘草反大戟、芫花、甘遂、海藻，乌头反半夏、栝楼、贝母、白及、白敛，藜芦反细辛、芍药、人参、玄参、丹参、苦参、沙参[注]。

注：

玄参原脱，今据明·《医要集览》补。

十八反歌[1]

本草明言十八反，半蒌贝蔹及攻乌，藻戟遂芫俱战草，诸参辛芍叛藜芦[2]。

注：

[1]十八反歌：十八味药相反歌诀，首出於金·张从正《儒门事亲》卷之十四第11叶，映旭斋藏板，步月楼梓行本。明·熊宗立在编撰本书时收入，自此广为流传。

[2]按：《本经》指出药"有相反者"。《集注》具体列出相反药物，可归纳为三组十九种。根据《嘉祐》记载，《蜀本草》首先提出有十八种相反药（见《政和》："掌禹锡等仅按《蜀本》注：'相反者十八种'"）。南宋·陈衍《宝庆本草》引《经验方》首出"十九反歌"。但是，"十八反歌"首出金·张从正《儒门事亲》。所述"十八反"药分三组：一组为乌头与半夏、瓜蒌、贝母、白蔹、白及相反，一组为甘草与海藻、大戟、甘遂、芫花相反，一组为藜芦与人参、沙参、玄参、苦参、丹参、细辛、芍药相反（钱允治本无玄参）。原文中"攻""战""叛"在此均作"反"理解。

十九畏歌[1]

硫黄原是火之精，朴硝一见便相争。水银莫与砒霜见。狼毒最怕密陀僧。巴豆性烈最为上，偏与牵牛不顺情。丁香莫与郁金见。牙硝[2]难合京三棱。川乌、草乌不顺犀[3]。人参最怕五灵脂。官桂[4]善能调冷气，若逢石脂[5]便相欺。大凡修合看顺逆[6]，炮、爁、炙、煿要精微[7]。

注：

[1]十九畏歌：《本经》提出药"有相畏者"，《集注》具体指出相畏药88条，涉及165药，《唐本草》以降，代有记载，至《政和本草》共记述相畏药119条（含《集注》内容）涉及213药次。但是，"十九畏歌"所述相畏药与《政和》所述不同。根据现存资料，"十九畏歌"首出於明·刘纯《医经小学》卷之一·本草第一第十七叶（见明·正统戊午年（1438）年陈氏刻黑口本）。熊宗立在收入本书时略有修改。

[2]牙硝：马牙硝，为矿物芒硝经煮炼加工后，结於上部呈马牙状者。按：凝结在容器下部之粗朴者名朴硝，结於容器上部呈芒刺状者名芒硝。呈白石英状者名英硝。若将芒硝或马牙硝置空气中使失去所含之结晶水，则轻白如粉，名风化硝，亦称玄明粉。注意：马牙硝一定要与火硝区别开。马牙硝的主要成分为含水硫酸钠（$Na_2SO_4 \cdot 10H_2O$），常夹有少量氯化钠（NaCl）、硫酸钙（$CaSO_4$）、硫酸镁（$MgSO_4$）等杂质。苦、鹹，寒，无毒。而火硝，一名消石，主要成分为硝酸钾（KNO_3），苦、鹹，温，有毒。

[3]犀：指犀角。

[4]官桂：名出《图经本草》，即肉桂。

[5]石脂：指白石脂与赤石脂。

白石脂为硅酸盐类矿物白陶土，甘、酸，平。赤石脂为硅酸盐类矿物多水高岭土的一种红色块状体，甘、涩，温。功能均为涩肠、止血。

[6]顺逆：合与不合。顺：和顺。逆：不顺。

[7]炮：将药物直接置火上烧，以起烟、外表膨胀、鼓起而内部疏松为度。

熖：音làn，系一种将药物置沸水中，略煮片刻而分离种皮的方法。

炙：将药物拌以液体辅料，待吸收后置锅上拌炒至不粘手的炮制方法。

煿：音bó，将药物直接置火上烘乾，或将药物直接置锅上煎炒，均称煿。

要精微：要深入精通。精：精通。微：幽深，精妙。原文作"莫相依"，今据《医经小学》改。按："微"韵与"依"所在之"齐"韵通。

六陈歌[1]

枳壳、陈皮、半夏齐，麻黄、狼毒及茱萸[2]，六般之药宜陈久，入药方知奏效奇。

注：

[1]按：记述"六陈"药物，首出宋·《开宝本草》引述"别本注"，见宋·《政和本草》卷十一。"六陈歌"首出金·张从正《儒门事亲》卷十四，见步月楼梓行本。原歌四言，熊宗立在收入本书时改为七言，但内容完全相同。

[2]茱萸：此指芸香科吴茱萸。

五脏补泻主治例

肝虚者，陈皮、生姜之类补之。虚则补其母，肾者肝之母也，以熟地黄、黄蘗补之，如无他证，钱氏地黄丸主之。实则白芍药泻之，如无他证，钱氏泻青丸主之。实则泻其子，以甘草泻心，心者肝之子也。

心虚者，炒盐补之。虚则补其母，肝者心之母也，以生姜补肝，如无他证，钱氏安神丸主之。实则甘草泻之，如无他证，钱氏方中，重则泻心汤，轻则导赤散。

脾虚者，甘草、大枣之类补之，实则黄连、枳实泻之，如无他证，钱氏益黄散主之。虚则补其[1]母中，心乃脾之母，以炒盐补心；实则泻其子，肺乃脾之子，以桑白皮泻肺。

肺虚者，五味子补之，实则桑白皮泻之，如无他证，钱氏阿胶[2]散主之。虚则补其母，脾乃肺之母，以甘草、大枣补脾；实则泻其子，肾者肺之子，以泽泻泻肾。

肾虚者，热地黄、黄蘗补之。肾无实[3]，不可泻。钱氏止有补肾地黄丸，无泻肾药。虚则补其母，肺乃肾之母，以五味子补肺。

以上五脏补泻，《素问·脏气法时论》备言之矣。欲究其祥，再看本论[4]。

注：

[1]其：原脱，今据明·《医要集览》补。

[2]阿胶：原作"阿膏"，据明·《医要集览》改。

[3]肾无实：即肾无实证。

[4]本论：即原论。按指《脏气法时论》。

用药凡例

头角痛，须用川芎；血枯亦用。

颠顶痛，须用藁本。

遍身肢节痛，须用羌活；风湿亦用。

腹中痛，须用白芍、厚朴。

脐下痛，用黄柏、青皮。

心下痛[1]，须用吴茱萸。

胃脘痛[2]，须用草豆蔻。

胁下痛，须用柴胡；日晡潮热[3]、寒热往来亦用。

茎中痛，须用生甘草梢。

气刺痛，须用枳壳。

血刺痛，须用当归。

心下痞[4]，须用枳实。

胸中寒痞，须用去白陈皮。

腹中窄，须用苍术。

破血，须用桃仁。

活血，须用当归。

补血，须用川芎。

调血，须用玄胡索

补元气，须用人参。

调诸气，须用木香。

破滞气，须用枳壳、青皮。

肌表热，须用黄芩；去痰亦用。

去痰，须用半夏。

去风痰，须用南星。

诸虚热，须用黄芪；盗汗亦用[5]。

脾胃受湿，须用白术；去痰亦用。

下焦[6]湿肿，须用汉防已、草龙胆。

中焦湿热，须用黄连。

上焦[7]湿热，须用黄芩。

烦渴，须用白茯苓、葛根。

嗽者，须用五味子；

咳有声无痰者，须用生姜、杏仁、防风：

咳有声有痰者，须用半夏、枳壳、防风：

喘者，须用阿胶、天门冬、麦门冬。

诸泄泻，须用白芍药、白术；

诸水泄，须用白术、白茯苓、泽泻；

诸痢疾，须用当归、白芍药。

上部见血，须用防风；

中部见血，须用黄连；

下部见血，须用地榆。

眼暴发，须用当归、黄连、防风；

眼久昏暗，须用熟地黄、当归、细辛。

解利伤风，须用防风为君，白术、甘草为佐；

解利伤寒，须用甘草为君，防风、白术为佐。

凡诸风，须用防风、天麻。

诸疮疡，须用黄柏、知母为君，连翘、黄芩为佐[8]。

小便不利，须用黄柏、知母为君[9]，茯苓、泽泻为佐。

疟疾，须用柴胡为君，随所发之时所属经络[10]部分，以引经药导之。

以上诸药，此大略言之，以为处方之阶。欲究其精，於第二卷"主治指掌"中求之。

注：

[1]心下痛：此指胃脘上部疼痛。心下：胃脘上部，中上腹近膈部位。

[2]胃脘痛：即胃痛。胃脘：胃腔，胃，可指代胃所在的部位。

[3]日晡潮热：每日下午3~5时发热，如潮汛样，按时发作，过后即退。日晡：申时，即下午3~5时。潮热：发热如潮汛。

[4]心下痞：胃脘上部胀满、滞闷、微痛的感觉。

[5]虚热：虚证出现的发热，阴虚、血虚、阳虚、气虚均可引起发热。

盗汗：又称寝汗，指入睡后出汗而醒后即止。以阴虚者多见。

按：黄芪甘、微温，主要用於脾肺气虚证。

[6]下焦：原作"上焦"，今据明·《医要集览》及《珍珠囊指掌补遗药性赋》天启壬戌（1622）钱允治校订本改。

[7]上焦：原作"下焦"，据改。

[8]"连翘、黄芩为佐"：原书作"茯苓、泽泻为佐"。今据明·《医药辑览》、《医要集览》改。

[9]"小便……君"十二字：原书脱，今据明·《医要集览》补。

按：《珍珠囊指掌补遗药性赋》明·天启壬戌（1622）年钱允治校订原本及本书底本皆脱"连翘、黄芩为佐。小便不利，须用黄柏、知母为君"18个字，系窜行所致。后世版本多因袭脱讹。今据明·《医要集览》更改、补充。

[10]经络：原书脱"络"字，今据明·《医要集览》补。

珍珠囊补遗药性赋卷之一终

珍珠囊补遗药性赋卷之二

主治指掌

逐段锦　九十首

明·严萃编

王今觉　王嫣　点校注释

羌活（君。羌活气雄，独活气和。）

羌活　**味苦**、甘，**平**，性微温。无毒。升也，阴中之阳也。其用有五：散肌表八风[1]之邪，利周身百节之痛[2]，排巨阳[3]肉腐之疽[4]，除新、旧风湿之证。乃手、足太阳表里引经药也。

升麻（形细而黑，极坚者佳。形大者味薄不堪用。）

升麻　味苦，**平**，性微寒，无毒。升也，阴中之阳也。其用有四：引葱白散手阳明之风邪，引石膏止足阳明之齿痛，引诸药遊行四经，升阳气於至阴之下，因名之曰升麻。

柴胡（半夏为之使。恶皂荚。畏女菀[5]、藜芦。）

柴胡　**味苦**，**平**，性微寒。无毒。升也，阴中之阳也。其用有四：左右两傍胁下痛，日晡潮热往来生，在脏调经内主血，在肌主气上行经。手、足少阳表里四经之药也。

白芷（臣。当归为之使。恶旋覆花。）

白芷　**味辛**，**性温**。无毒。升也，阳也。其用有四：去头、面、皮肤之风，除皮肤燥痒之痹，止足阳明头痛之邪。为手太阴引经之剂。

防风（臣。恶乾姜、藜芦、白蔹、芫花。制附子毒。）

防风　**味甘**、**辛**，**性温**。无毒。升也，阳也。其用有二：以气味能泻肺金[6]，以体用通疗诸风。

当归（臣。畏菖蒲、海藻。恶热面。）

当归　**味甘**、**辛**，**性温**。无毒。可升可降，阳也。其用有四：头止血而上行，身养血而中守，梢破血而下流，全活血而不走。[7]

独活（蠡实[8]为之使）

独活　**味苦**、**甘**、**平**，**性微温**。无毒。升也，阴中之阳也。其用有三：诸风掉眩，颈项难伸；风寒湿痹，两足不用；及为足少阴之引经。

木香（君）

木香　**味苦**、**辛**，**性微温**。无毒。降也，阴也。其用有二：调诸气不可无，泄肺气不可缺。

槟榔（君）

槟榔　**味苦**、**辛**，**性温**。无毒。降也，阴也。其用有二：坠诸药，性若铁石；治后重，验如奔马。

吴茱萸 （恶丹参、硝石。畏紫石英。先以汤浸去辛味，凡六、七次，然后可用。）

吴茱萸　味苦、辛，性热。有小毒。可升可降，阳也。其用有四：咽嗌寒气噎塞而不通，胸中冷气闭塞而不利，脾胃停冷腹痛而不任，心气刺痛成阵而不止。

藿香叶

藿香叶　味甘，性温。无毒。可升可降，阳也。其用有二：开胃口，能进饮食；止霍乱，仍除呕逆。

川芎

川芎　**味辛，性温。**无毒。升也，阳也。其用有二：上行头角，助清阳之气而止痛；下行血海，养新生之血以调经。

黄连 （臣。恶菊花、芫花、玄参。畏款冬。胜乌头。解巴豆毒。）

黄连　**味苦，性寒。**无毒。沉也，阴也。其用有四：泻心火，消心下痞满之状[9]；主肠澼[10]，除肠中混杂之红[11]；治目疾暴发宜用，疗疮疡首尾[12]俱同。

黄芩 （臣。恶葱实。畏丹砂、牡丹、黎芦。）

黄芩　**味苦，平，性寒。**无毒。可升可降，阴也。其用有四：中枯而飘者泻肺火，消痰利气；细实而坚者泻大肠火，养阴退阳；中枯而飘者，除风湿留热於肌表；细实而坚者，滋化源[13]退热於膀胱。

大黄 （使。黄芩为之使。无所畏。）

大黄　**味苦**，**性寒**。无毒。其性沉而不浮，其用走而不守，夺土郁而无壅滞，定祸乱而致太平，因名之曰将军。

黄蘖

黄蘖　**味苦**，**性寒**。无毒。沉也，阴也。其用有五：泻下焦隐伏之龙火[14]，安上出虚哕之蛔虫[15]，脐下痛则单制而能除[16]，肾不足必炒用而能补，痿[17]、厥[18]、除湿药中，诚不可缺。

玄明粉

玄明粉　味辛、甘、酸，性微温[19]。无毒。沉也，阴也。其用有二：去胃中之实热，荡肠中之宿垢，其妙不可尽述。大抵用此而代盆硝也。[20]。

白术 （君。苍者米泔水浸，白者陈壁土炒。服二术，忌食桃、李、雀、蛤。）

白术　味甘，性温。无毒。可升可降，阳也。其用有四：利水道，有除湿之功；强脾胃，有进食之效；佐黄芩，有安胎之能；君枳实[21]，有消痞之妙。

人参 （君。茯苓为之使。反藜芦。恶鹹卤。凡使，去净芦头。）

人参　味甘，性温。无毒。升也，阳也。其用有三：

止渴，生津液；和中；益元气。肺寒则可服，肺热还[22]伤肺。

黄芪（恶龟甲，白鲜皮。蜜炒用。）

黄芪　味甘，性温。无毒。升也，阳也。其用有四：温分肉[23]而实腠理，益元气而补三焦，内托阴证之疮疡，外固表虚之盗汗。

甘草（君。恶远志。犯大戟、芫花、甘遂、海藻。用宜去皮。服此忌猪肉及菘菜。）

甘草　**味甘，平**。无毒。生之则寒，炙之则温。生则分身、梢而泻火，炙则健脾胃而和中。解百毒而有效，协诸药而无争，以其甘能缓急，故有国老之称。

半夏（使。畏皂荚，畏雄黄、生姜、乾姜、秦皮、龟甲。反乌头。）

半夏　味辛，平。生寒，熟温。有毒。降也，阳也。其用有四：除湿；化痰涎；大和脾胃气；痰厥及头疼，非此莫能治。

陈皮

陈皮　味辛、苦，性温。无毒。可升可降，阳中之阴也。其用有二：留白[24]，补胃、和中；去白，淡痰、泄气。

青皮

青皮　味苦，性寒。无毒。沉也，阴也。其用有四：

破滞气，愈低而愈效；削坚积，愈下而愈良；引诸药至厥阴之分；下饮食入太阴之仓[25]。

枳壳（使。去瓤，麵炒令熟用。）

枳壳　味苦、酸，性微寒。无毒。沉也，阴也。其用有四：消心下痞塞之痰，泄腹中滞塞之气，推胃中隔宿之食，削腹内连年之积。

枳实（臣。凡用，先去瓤。陈久者佳。）

枳实　味苦、酸，性微寒。无毒。沉也，阴也。其用有四：消胸中之虚痞，逐心下之停水，化日久之稠痰，削年深之坚积[26]。

桔梗（臣。畏白及、龙眼、龙胆。）

桔梗　味苦、辛，性微温。有小毒。升也，阴中之阳也。其用有四：止咽痛，兼除鼻塞；利膈气，仍治肺痈；一为诸药之舟楫，一为肺部之引经。

知母（君。勿犯铁器。行经、上颈酒炒用）。

知母　**味苦**，**性寒**。无毒。沉也，阴中之阴也。其用有四：泻无根之肾火，疗有汗之骨蒸，止虚劳之阳胜，滋化源之阴生[27]。

藁本（臣。恶茴茹。畏青箱子。）

藁本　味苦、辛，性微温。无毒。升也，阴中之阳也。其用有二：大寒气客於巨阳之经，苦头痛流於头顶之上，非此味不除。

生地黄

生地黄　**味甘**、苦，**性寒**。无毒。沉也，阴也。其用有四：凉心火之血热，泻脾土之湿热，止鼻中之衄热，除五心之烦热。

熟地黄 (君。恶贝母。畏芜荑。忌铁器，犯之人肾消[28]；亦忌食莱菔，令人髭白。)

熟地黄　味甘、苦，性温。无毒。沉也，阴也。其用有四：活血气，封填骨髓；滋肾水，补益真阴；伤寒后，胫、股最痛；新产后，脐腹难禁[29]。

五味子 (君。苁蓉为之使。恶萎蕤。胜乌头。)

五味子　**味酸**，**性温**。无毒。降也，阴也。其用有四：滋肾经不足之水；收肺气耗散之金；除烦热，生津止渴；补虚劳，益气强阴[30]。

川乌

川乌　味辛，性热。有毒。浮也，阳中之阳也。其用有二：散诸风之寒邪，破诸积之冷痛。

白芍药 (臣。恶石斛。畏硝石、大小蓟。反藜芦。)

白芍药　味酸，平，性寒[31]。有小毒。可升可降，阴也。其用有四：扶阳气[32]，大除腹痛；收阴气，陡健脾经[33]；堕其胎，能逐其血[34]；损其肝，能缓其中[35]

白茯苓（臣。恶白敛、密蒙、地榆、雄黄、秦艽、龟甲。忌醋、酸之物。中有筋，最损目，宜去之。）

白茯苓　味甘、淡，性温。无毒。降也，阳中之阴也。其用有六：利窍而除湿，益气而和中，小便多而能止，大便结而能通，心惊悸而能保，津液少而能生。白者入壬癸[36]，赤者入丙丁[37]。

泽泻（君）

泽泻　味甘、鹹，性寒。无毒。降也，阳中之阴也。其用有四：去胞垢[38]而生新水，退阴汗而止虚烦[39]，主小便淋涩为仙药，疗水病湿肿为灵丹。

薄荷叶（使）

薄荷叶　味辛，性凉。无毒。升也，阳也。其用有二：清利六阳之会首[40]，祛除诸热之风邪。

麻黄（臣。恶辛夷、石韦。凡用．先煮三沸，去黄沫，否则令人烦闷。）

麻黄　味苦、甘，性温。无毒。升也，阴中之阳也。其用有二：其形中空，散寒邪而发表[41]；其节中闭，止盗汗而固虚[42]。

厚朴（臣。恶泽泻、寒水石、消石。入药去粗皮，生姜汁炒用。）

厚朴　味苦、辛，性温。无毒。可升可降，阴中之阳也。其用有二：苦能下气，去实满而消腹胀；温能益气，除湿满，散结调中。

杏仁（恶黄芩、黄芪、葛根。凡用，去皮尖，麸炒。）

杏仁　味苦、甘，性温。有毒。可升可降，阴中之阳也。其用有二：利胸中气逆[43]而喘促，润大肠气闭而难通。

巴豆（使。恶甘草。畏大黄、黄连。用之去皮、心。）

巴豆　味辛，性热。有大毒。浮也，阳中之阳也。其用有二：削坚积，荡脏腑之沉寒；通闭塞，利水谷之道路。斩关夺门之将，不可轻用。

黑附子（地胆[44]为之使。恶蜈蚣。畏黑豆、甘草、黄芪、人参、乌韭。）

黑附子　味辛，性热。有大毒。浮也，阳中之阳也。其性浮而不沉，其用走而不息，除六腑之沉寒，补三阳之厥逆。

苍术

苍术　气味、主治与白术同。补中除湿，力不及白；宽中发汗，功过於白。

秦艽（菖蒲为之使）

秦艽　**味苦、辛，平，性微温**。无毒。可升可降，阴中之阳也。其用有二：除四肢风湿若神[46]，疗遍体黄疸如金[47]。

白僵蚕

白僵蚕　**味鹹、辛，平，性微温**[48]。无毒。升也，阴中之阴也。其用有二：去皮肤风动如虫行，主面部䵟生如漆点[49]。

白豆蔻

白豆蔻　**味辛，性温**。无毒。升也，阳也。其用有四：破肺中滞气，退目中云气[50]，散胸中冷气，补上焦元气。

地榆

地榆　**味苦、甘、酸，性微寒**。无毒。沉也，阴也。其用有二：主下部积热之血痢，止下焦不禁之月经。

连翘（使）

连翘　**味苦，平，性微寒**[51]。无毒。升也，阴也。其用有二：泻诸经之客热，散诸肿之疮疡。

阿胶（君。畏大黄。）

阿胶　**味甘，平，性微温**。无毒。降也，阳也。其用有四：保肺，益金之气；止嗽，蠲咳之痰[52]；补虚而安妊胎，治痿而强骨力。

桃仁

桃仁　**味苦、甘，平，性寒**。无毒。降也，阴也。其用有二：润大肠血闭之便难，破大肠久蓄之血结。

生姜（使。恶黄芩、黄连、鼠粪。去皮则热，留皮则冷。制半夏毒。）

生姜　味辛，性温。无毒。升也，阳也。其用有四：制半夏，有解毒之功；佐大枣，有厚肠之益；温经，散表邪之风；益气，止翻胃之哕。

石膏

石膏　**味辛**、甘，性大寒。无毒。沉也，阴也。其用有二：制火邪，清肺气，仲景^[53]有白虎^[54]之名；除胃热，夺其^[35]食，易老^[56]云"大寒之剂，不可轻用^[57]。"

桂（君。忌生葱，凡用，刮去外皮。）

桂　味辛，性热。有毒。浮也，阳中之阳也。气之薄者，桂枝也：气之厚者，肉桂也。气薄则发泄，桂枝上行而发表；气厚则发热，肉桂下行而补肾。此天地亲上、亲下之道也。

细辛（臣。恶狼毒、山茱萸、黄芪。畏消石、滑石。反黎芦。）

细辛　**味辛**，性**温**。无毒。升也，阳也。其用有二：止少阴合病之首痛^[58]，散三阳数变之风邪。

栀子

栀子　**味苦**，性大寒。无毒。沉也，阴也。其用有三：疗心中懊恼^[59]，颠倒而不得眠；治脐下血滞，小便而不得利；易老有云："轻飘而象肺^[60]，色赤而象火"，又能泻肺中之火。

葛根（臣。制野葛^[61]、巴豆、百药毒。）

葛根　**味甘，平，性寒**^[62]。无毒。可升可降，阳中之阴也。其用有四：发伤寒之表邪，止胃虚之消渴，解中酒之奇毒，治往来之温疟。

栝蒌根（枸杞为之使。恶乾姜。畏牛膝。反乌头。）

栝蒌根　**味苦，性寒**。无毒。沉也，阴也。其用有二：止渴退烦热，补虚通月经。

猪苓

猪苓　**味淡、甘，平**。^[63]**性温**^[64]。无毒。降也，阳中之阴也。其用有二：除湿肿，体用兼备；利小水^[65]，气味俱长。

乾姜（臣。恶黄芩、黄连。）

乾姜　生则味辛，炮则味苦。可升可降，阳也。其用有二：生则逐寒邪而发表，炮则除胃冷而温中。

草龙胆（贯众为之使。恶防葵^[66]、地黄。）

草龙胆　**味苦，性寒**。无毒。沉也，阴也。其用有二：退肝经之邪热，除下焦之湿肿。

苏木

苏木　味甘、鹹，平^[67]。性寒^[68]。无毒。可升可降，阴也。其用有二：破疮疡死血，非此无功；除产后败血，用之立验。

杜仲（恶蛇蜕、玄参。凡用，炒去丝。）

杜仲　味辛、甘，**平**，性温。无毒。降也，阳也。其用有二：强志、壮筋骨，滋肾、止腰疼。酥炙去其丝，功效如神应。

天门冬（君。畏曾青[69]。凡用，去皮、心。忌食鲤鱼。）

天门冬　味苦，平，性大寒。无毒，升也，阴也。其用有二：保肺气不被热扰，定喘促陡得康宁。

麦门冬（君。恶款冬花、苦瓠[70]。畏苦参。凡用，抽去心，不令人烦。）

麦门冬　味甘，**平**，性寒[62]。无毒。降也，阳中之阴也。其用有四：退肺中隐伏之火；生肺中不足之金[71]；止燥渴，阴得其养；补虚劳，热不能侵。

木通

木通　味甘，**平**，[72]性寒[73]。无毒。降也，阳中之阴也。其用有二：泻小肠火积而不散，利小便热闭而不通。泻小肠火，无他药可比；利小便闭，与琥珀同功。

地骨皮（去骨，用根皮。）

地骨皮　味苦、平[74]，性寒。无毒。升也，阴也。其用有二：疗在表无定之风邪[75]，主传尸有汗之骨蒸[76]。

桑白皮

桑白皮　味甘，性寒。无毒。可升可降，阳中之阴也。其用有二：益元气不足，而补虚劳；泻肺气有馀，而止嗽咳。

甘菊花[77]（野菊味苦者名苦薏，大伤胃，不宜用。又：白菊亦入药。）

甘菊花　**味苦**、甘，**平**，性微寒[78]。无毒。可升可降，阴中之阳也。其用有二：散八风上注之头眩，止两目欲脱之泪出。

红花

红花　味辛，性温。无毒。阳也。其用有四：逐腹中恶血，而补血虚之血；除产后败血，而止血晕之晕。

赤石脂

赤石脂　味甘、酸，性温。无毒。降也，阳中之阴也。其用有二：固肠胃，有收敛之能；下胎衣[79]；无推荡之峻。

通草（臣）

通草，味甘，平[80]，性微寒[78]。无毒。降也，阳中之阴也。其用有二：阴窍涩而不利[81]，水肿闭而不行。涩、闭两俱立验，因有通草之名。

乌梅

乌梅　**味酸**，平，性温[82]，无毒。可升可降，阴也。其用有二：收肺气，除烦止渴；主泄痢，调胃和中。

川椒

川椒　味辛，性大热。有毒。浮也，阳中之阳也。其用有二：用之於上，退两目之翳膜；用之於下，除六腑之沉寒[83]。

萎蕤

萎蕤　**味甘，平，性温**[84]。无毒。降也，阳中之阴也。其用有四：风淫四肢不和[85]，泪出两目眦烂[86]，男子湿注腰疼[87]，女子面生黑皯，皆能治疗。

秦皮（大戟为之使。恶吴茱萸。）

秦皮　味苦，性寒。无毒。沉也，阴也。其用有四：风寒邪合湿成痹，青白色幻翳遮睛，女子崩中带下，小儿风热痫惊。

白头翁

白头翁　**味苦，性温。无毒。**可升可降，阴中之阳也。其用有四：傅男子阴疝偏肿[88]，治小儿头秃羶腥，鼻衄非此不效，痢赤全赖收功。

牡蛎

牡蛎　**味鹹，平，性寒**[73]。无毒，可升可降，阴也。其用有四：男子梦寐遗精，女子赤白崩中[89]，荣卫往来虚热，便滑大小肠同。

乾漆（臣。畏鸡子。又忌油脂，见蟹黄则化水。凡入药，捣碎，炒用。）

乾漆　**味辛**，平[90]，性**温**。有毒。降也，阳中之阴也。其用有二：削年深坚结之沉積，破日久秘结[91]之瘀血。

南星

南星　味苦、辛，性温。有毒。可升可降，阴中之阳也。其用有二：坠中风不省之痰毒[92]，主破伤如尸之身强[93]。

商陆（使。忌犬肉。）

商陆　味酸、**辛**，**平**，性寒[94]。有毒。降也，阳中之阴也。其味酸辛，其形类人[95]，其用疗水，其效如神。

葶苈

葶苈　味苦，性寒。无毒。沉也，阴中之阴也。其用有四：除遍身之浮肿，逐膀胱之留热，定肺气之喘促，疗积饮之痰厥[96]。

海藻（臣。反甘草。）

海藻　味苦、鹹，性**寒**。无毒。沉也，阴中之阴也。其用有二：利水道，通闭结之便；泄水气，消遍身之肿。

竹叶（堇竹、淡竹[97]为上，苦竹次之，馀不入药。）

竹叶　**味苦**、辛[98]，**平**，性寒[73]。无毒。可升可降[99]，阳中之阴也。其用有二：辟除新旧风邪之烦热，能止喘促气胜之上冲。

葱白 （忌与蜜同食）

葱白　味辛，性温。无毒。升也，阳也。其用有二：散伤风阳明头痛之邪[100]，主伤寒阳明下痢之苦[101]。

天麻 （其苗名定风草）

天麻　味辛，平[102]，**性温**[103]。无毒。降也，阳也。其用有四：疗大人风热头眩，治小儿风痫惊悸，祛诸风麻痹不仁，主瘫痪语言不遂。

大枣

大枣　**味甘，平**，性温[104]。无毒。降也，阳也。其用有二：助脉强神[105]，大和脾胃。

威灵仙 （忌茗[106]。反麵汤。）

威灵仙　味苦，性温。无毒。可升可降，阴中之阳也。其用有四：推腹中新、旧之滞，消胸中痰唾之痞，散苟癣皮肤之风[107]，利冷疼腰膝之气。

鼠粘子[108]

鼠粘子　味辛，平[109]。无毒。降也，阳也。其用有四：主风湿瘾疹盈肌[110]，退风热[111]咽喉不利，散诸肿[112]疮疡之毒，利凝滞腰膝之气。

草豆蔻 （麵包，煨熟用。）

草豆蔻　味辛，性温。无毒。浮也，阳也。其用有二：去脾胃积滞之寒邪，止心腹新旧之疼痛。

玄胡索

玄胡索　味苦、辛，性温。无毒。可升可降，阴中之阳也。其用有二：活精血，能疗产后之疾；调月水，亦主胎前之症。

以上，凡药九十品。品各赋以短章，既明其升、降、浮、沉，复注以君、臣、佐、使。或一味而内外兼攻，各系阴、阳、表、里；或一物而生熟互异，更分暑、湿、风、寒。辞简意周，几无馀韵，诚发前篇之所未尽也，其可不熟读而详记之乎。

注：

[1]八风：八方之风，东北、东、东南、南、西南、西、西北、北方之风。

八风之邪：八方之风邪，此泛指各种风邪。

[2]百节之痛：泛指全身各关节疼痛。

[3]巨阳：又作"钜阳"，即太阳。见马王堆汉墓出土帛书《五十二病方·阴阳十一脉灸经（甲本)》

[4]疽：疮面深而恶者为疽。

[5]女菀：又称"白菀"，为菊科植物女菀的全草或根。辛，温。功能温肺化痰，和中利尿。《本草纲目》云"自菀即紫菀之色白者也。"

[6]肺金：即肺。按五行肺属金，故金、肺金均指肺。

[7]按：《洁古老人珍珠囊》（见元·杜思敬《济生拔粹》，上海涵芬楼影印元刻本）云"头破血，身行血，尾止血"；元·王好古

《汤液本草》云"用头则破血，用尾则止血，若全用则一破一止，则和血也"，又云"头止血，身和血，梢破血"。成书於《珍珠囊补遗药性赋》之后的《本草蒙筌》（明·陈嘉谟著於1535～1565年）云"瘀血在上焦与上焦之血少，则用上截之头；瘀血在下焦与下焦之血少，则用下截之尾；若欲行中焦瘀血与补中焦血虚，则用中截之身"。李时珍（1518—1593）《本草纲目》云"治上当用头，治中当用身，治下当用尾，通治则全用，乃一定之理也。"当归头尾功能各异，历代医家论述不一。现知当归所含的阿魏酸，以当归尾最多，当归身次之，当归头含量最少，归尾含量高出归头含量20.2%～21.2%〔见芮和恺等：当归头身尾有效成分分析，《中成药研究》1983（2）：31〕，而阿魏酸系当归所含有机酸之重要成分，具有抑制血小板凝集作用。当归头、尾所含微量金属元素不同，当归头含微量金属元素钙、铜、锌最高，含铁最低；当归尾含铁最高，含钙、铜、锌最低〔见秦俊法等：当归头身尾中的金属元素测定，《上海中医药杂志》1982（1）：46〕。当归头身尾各部成分不同，显示出的活血、养血作用因而亦有差别。目前，市售多头身尾混在一起，以全当归供药，难以细选，但如条件允许，亦可区分头、身、尾应用。

[8]蠡实：原作"豚实"。梁·陶弘景《本草经集注》云："药名无'豚实'，恐是'蠡实'"。见宋·《政和本草》。按：蠡，蠡（音li）俗字。豚，疑蠡之讹。从《政和》改。蠡实，即马蔺子。

[9]状：原作"壮"，据明·《医药辑览》及《医要集览》改。

[10]肠澼：古病名，指从肠中排出黏滑垢腻似涕似脓的液体，且澼澼有声，今称痢疾。

[11]肠中混杂之红：指肠中赤白相杂之脓血。

[12]首尾：犹言上下，即身体各部。

[13]化源：后天生化之源，指脾胃。按人体五脏六腑、四肢百骸均靠脾胃消化、吸收、输布的水谷精微滋养，故脾胃为生化之源。

[14]龙火：指肾火。肾阴亏损而出现的上炎之虚热。

[15]虚哕：由正虚引发的哕证，脾胃虚、肝肾虚均可引起。按黄柏所治之虚哕，属肝肾阴虚所致。肝肾阴虚，虚热扰动蛔虫，以致蛔虫随虚哕而从上吐出。

[16]单制：仅用一种辅料炮制药品，称单制。若同时用二种辅料炮制药品，则称二制。按：此处指仅用蜂蜜（或仅用姜汁）炮制黄柏，取其入中焦，而治脐下痛。

[17]痿：指肢体筋脉弛缓，肌肉痿缩或软弱无力，而不能随意运动的病证。可因肺热伤阴、肝肾亏虚或湿热浸淫等引起。

[18]厥：一般指突然昏倒，不省人事，然后可逐渐清醒的一类病证。四肢寒冷，也称厥。此处指病情严重的小便不利症，主要表现为小便频数，一日数十次，身热如炭，胸闷烦躁，此病又称"癃"，由虚热引起。

[19]按：今认为玄明粉味鹹、苦，性寒。功能泻肠、胃、三焦实热，润燥导滞，软坚。

[20]盆硝：即芒硝。请参考"十九畏歌"注。

[21]君枳实：率领枳实。即以白术为主，配伍枳实。君：统率，主宰，统治。在此作动词用。

[22]还：反而。副词。

[23]分肉：即肌肉。古人称肌肉外层（皮下肌肪）为白肉，内层（肌肉组织）为赤肉，赤白相分，肌肉界限分明，故肌肉称分肉。原书作"肉分"，据明·《医药辑览》、《医要集览》改。按《灵枢·本脏》云："卫气者，所以温分肉，充皮肤，肥腠理，司开阖者也。"黄

芪能补元气，实卫气，故能固表、利尿、托疮。

[24]按：陈皮为橘、柑类果实的果皮，主要为芸香科植物常绿小乔木大红柑、福橘、橙的果皮。因陶弘景指出"并以陈者为良"，故又称"陈皮"。

留白，为保留白色的中果皮。

去白，为去掉白色中果皮，此则称"橘红"。

橘白形如海绵，白色或黄白色，体轻，微芳香。

陈皮味苦性温。功能和胃，化浊腻。

[25]太阴之仓：此指胃而言。太阴，原作大阴，据明·《医药辑览》和《医要集览》改。

[26]坚积：坚硬有形之积聚肿块，如癥积、疟癖等。

[27]滋化源之阴生：即滋生脾胃之阴。按化源阴亏，肺、肾亦燥，患者必内热口渴引饮，消渴病最易见此症状，知母苦寒，能清热除烦，滋肾，清肺胃热，从而滋生津液而治之。

[28]肾消：指下消，主要表现为口渴多饮，饮一溲二，尿味甜或如膏油，日渐消瘦。

[29]脐腹难禁：脐腹部疼痛不容易止住。禁：制止，停止。按：此指产后失血，冲任之脉空虚，血少气弱，气血运行无力，以致脐腹部位隐隐刺痛，虽按之柔软，但不容易停止的病证。

[30]强阴：强壮阴精，即补阴。

[31]按：当前多认为白芍苦、酸，微寒。归肝、脾经。功能养血敛阴，柔肝止痛，平抑肝阳。但是，白芍与赤芍均来源於毛茛科芍药属植物，古代曾赤白芍不分，后世分为赤芍、白芍，划分的标准却不一致。有以为开红花者为赤芍，开白花者为白芍；有以为野生品为赤芍，栽培品为白芍；有认为不论野生或栽培，只要未去皮而直接晒乾

的即为赤芍，去皮、煮熟晒乾的则为白芍；有学者认为赤白芍同属同种；有学者认为二者同科、属，但不同种。现多用芍药科植物芍药及其变种毛果芍药栽培品的根为白芍，赤芍则多用芍药、川芍药、草芍药、毛叶草芍药、美丽芍药、窄叶芍药、块根芍药等多种野生植物的根，经晒乾而得。实际工作中，前述认识尚待统一，因而赤、白芍仍时有混杂。

[32]扶阳气：指白芍柔肝疏郁，改变肝旺脾弱，而使脾脏清阳之气得升。扶：支援，帮助。阳气：指脾之阳气。按：脾气得升，胃气得降，气机和顺，故腹痛得除。

[33]收阴气：此指敛血、敛汗、敛肝阴。

陡：音dǒu，顿时，突然。指作用迅速而明显。

[34]堕其胎，能逐其血：即能堕胎、逐血。其：助词。无义。按《药性论》云"芍药……治心腹坚胀，妇人血闭不通，消瘀血"，此处即将赤芍、白芍混称，宜细斟酌。

[35]损其肝，能缓其中：平抑肝之火邪，缓解中部拘急疼痛。按即平抑肝阳、调血散气而起到补脾胃的作用。损：减少，减损，引申为平息。缓：鬆，宽，引申为解除、缓解。中：中焦，中部。按：《东垣珍珠囊》云："泻肝补脾胃。酒浸行经，止中部腹中痛。"《汤液本草》："东垣云'有缓中一句，何谓缓中？东垣云'损其肝者缓其中。又问：当用何药以治之？东垣云：当用四物汤，以其内有芍药故也。赤者利小便下气，白者止痛散血。'《难经》云：'损其肝者缓其中，即调血也。没药、乌药、雷丸为之使。'"

[36]壬癸：指足太阳膀胱经，足少阴肾经。按：壬癸属水，壬为阳水，内应足太阳膀胱经。癸为阴水，内应足少阴肾经。

[37]丙丁：指手太阳小肠经，手少阴心经。按：丙丁属火，丙为

阳火，内应手太阳小肠经。丁为阴火，内应手少阴心经。

[38]胞垢：此指膀胱中潴留之旧水。胞：此指膀胱，又称脬。垢：留垢，旧水。

[39]阴汗：指外生殖器及附近局部多汗。可因肾阳虚或肝经湿热引起。按泽泻所治之阴汗当为肝经湿热阴汗，症见阴部多汗，前阴冷而烦热，局部臊臭，小便赤。

[40]六阳之会首：指头面部。按手三阳、足三阳之气皆上注、聚汇於头面。

[41]其形中空：指麻黄茎枝中空，内含红黄色粉尘。

[42]固虚：固卫表之虚，即止表虚汗出。

[43]气逆：原作逆气，据明·《医药辑览》和《医要集览》改。

[44]地胆：芫青科昆虫地胆的全虫，一名蚖青。辛，寒。有毒。功能攻毒逐瘀。

[45]乌韭：鳞始蕨科植物乌韭的全草。甘，寒。无毒。功能清热解毒，利湿。

[46]若神：如有神灵。喻疗效迅速、奇妙。

[47]如金：像金的颜色。此指黄疸颜色金黄，为阳黄，属湿热证候。

[48]性微温：见明·徐彦纯《本草发挥》引"洁古云"。

[49]黯生如漆点：即产生黑色斑点。黯：音 gǎn，面上所生之黑斑。

[50]目中云气：指眼睛外观与常人无异，但患者自视眼前如有云雾浮游移动。此证以肾元不足、亡血、郁怒、瘀滞、湿热较常见，但亦有痰湿内困者。白豆蔻适用於后者。

[51]微寒：系东垣李杲首出。见《东垣珍珠囊·药象气味主治心

法》。

[52]蠲咳之痰：即除咳痰。蠲：音 juān，除。

[53]仲景：指医圣张机，字仲景，东汉时期杰出医药学家。

[54]白虎：按白虎为西方金神，此处用为治疗气分热证汤剂的方名，取秋金得令，炎热自解之意。在"白虎汤"中，石膏大寒，清肺、胃火，除阳明热盛及烦渴引饮，为主药。此以"白虎"比喻石膏的作用。

[55]其：原作"甘"，据明·《医药辑览》和《医要集览》改。

[56]易老：指金元四大家之一、金代著各医学家张元素。易水（今河北易县）人，因尊称"易老"。

[57]不可轻用：原书脱，今据明·《医药辑览》和《医要集览》补。

[58]合病：此指以少阴病为主；二经或三经同时受邪，刚起病即一同出现各经证候。

[59]懊 ào 恼 nāo：抑郁烦闷。

[60]象：形状，象貌。

[61]野葛：马钱科植物胡蔓藤的全草，一名钩吻。辛、苦，温。有大毒。

[62]性寒：见金·张元素《珍珠囊·主治秘诀》。

[63]按"淡"，依金·张元素《珍珠囊·主治秘诀》。"甘，平"，同《神农本草经》，见《政和本草》。

[64]性温：按唐·《药性论》云"微热"。盖"微热"即"温"。谓猪苓"性温"，明刊《医药辑览》本及《医要集览》本无，系此本首出。

[65]小水：尿。

[66]防葵：出《神农本草经》，见《政和本草》卷六。

[67]味甘、鹹，平：出唐·《新修本草》。

[68]性寒：见宋·《开宝本草》引唐·陈藏器《本草拾遗》。按：此处兼收二书药性，未出己见。

[69]曾青：为成层状的碳酸盐类矿物蓝铜矿的矿石。味酸，小寒。

[70]苦瓠：葫芦科植物苦葫芦。味苦，寒。

[71]按指补肺阴。

[72]味甘平：此同元·李东垣《药类法象》。按：今之木通，在《本经》中称"通草"，至唐·《药性论》始称木通，云"微寒"。现认为木通苦寒。

[73]性寒：按系本书首出。

[74]平：出唐·《药性论》。见《政和本草》。

[75]按：风性善动不居，变化不定，故云"无定之风邪"。

在表：出现於外表，表现在外的。按：肝热化风、温病发热致热极生风时，均可出现抽搐痉挛，治疗此类证候，宜在镇惊熄风药中加入清热凉血药。地骨皮既可清热凉血，又可治风。

[76]传尸：系一种慢性传染病，主要表现为头、额、颈骨间经常微微蒸热，骨蒸而有汗，病人死亡又传染另一人，如此相互传染，常至灭门。

[77]甘菊花：按指味甘者，与味苦之野菊花相对而言。甘菊花现称菊花，如安徽的滁菊花、毫菊花、贡菊花等均是，而以滁菊品质尤佳。

[78]性微寒：按系本书首出。

[79]下胎衣：即治疗产后胎盘滞留不下。

[80]味甘，平：见元·李杲《用药珍珠囊》。按：今之通草，在

唐·陈藏器《本草拾遗》中称"通脱木"。现认为通草甘、淡，寒。

[81]阴窍：此指尿道口以及尿道。

[82]温：出元·李杲《用药珍珠囊》。《日华子》云："暖"，二者相近。目前，对乌梅药性主要有两种意见：一种认为乌梅酸，平；一种认为乌梅酸，温。尚待研究，有待统一。

[83]沉寒：久伏体内、深固难瘉的阴寒之邪。

[84]性温：按系本书首出。

[85] 风淫：风气太过，从而成为致病的邪气。

[86]目眦：上下眼睑连接之处，俗称"眼角"。眦：音 zì。

[87]湿注：湿气流注。

[88]傅：此音 fū，通"敷"。属外治法。

[89]赤白崩中：指赤白带下、崩中。

赤白带下：指阴道流出似血非血、红色并夹有白色粘液，连续不断。多因肝郁化热，脾虚湿聚，湿热下注，伤及冲任，以致夹杂而出。

崩中：即血崩，血山崩。见"寒性"赋注。

[90]平：按系本书看出。

[91]沉积：此指日久结聚於内之积块。

秘结：《医药辑览》及《医要集览》本均作"闭结"。

[92]坠：音 zhuì。此指下降并化除。

[93]破伤如尸之身强：此指患破伤风之后，身体痉厥、强直的状态。如尸：形容身体僵直强硬的样子。

[94]性寒：按《日华子本草》云"味苦，冷"。此谓"性寒"，系本书首出。

[95]类人：像人的形状。类：相似，像。

[96]痰厥：指因痰盛气闭，而引起四肢厥冷甚至昏厥的病证。系厥证之一，病机复杂，宜注意辨证。

[97]淡竹：原作"炎竹"，今据《政和本草》改。

[98]辛：见《别录》。

[99]可升可降：按"升"后原脱"可"字，今据明·《医药辑览》和《医要集览》补。

[100]伤风阳明头痛：在伤寒病中，指伤於风邪之后，在头面部阳明经循行部位出现疼痛。主要表现为前额疼痛，上连眼珠，或半边头痛；伴鼻塞声重，恶风，自汗。

[101]伤寒阳明下痢：伤於风寒之邪，表证未解便见邪人阳明，出现下痢泄泻。主要表现为头痛身热、恶寒，恶心，或呕吐，腹痛泄泻。

[102]味辛，平：出宋·《开宝本草》，见《政和本草·卷九·草部中品之下》天麻。

[103]性温：出《神农本草经》，见《政和本草·卷六·草部上品之上》赤箭。

按：赤箭与天麻，实为异名同物，系兰科多年生寄生草本食菌植物天麻的块茎。现多认为天麻甘，平。笔者以为天麻味甘、辛，性平。因味辛能散，故在血虚所致眩晕及因热生风所致之头痛晕眩证候，宜慎用，或适当配伍后，才可应用，以防耗散阴血而生燥。

[104]性温：出唐·孟诜《食疗本草》，见宋·《政和本草》卷二十三·果部上品。

[105]助脉强神：补脉，强健心神。按：心者神明出焉，精神之所舍也（见《素问·灵兰秘典论》、《灵枢·邪客篇》），又"心主身之血脉"（见《素问·痿论》），故大枣除归脾经之外，亦归心经。现

认为大枣甘，温。功能补脾和胃，益气生津，调营卫，解药毒，尚须突出"助脉强神"。近年用於治疗"血小板减少症"、"过敏性紫癜"及"脏燥"均取得效果。

[106]茗：音 míng，茶芽，一指晚茶。今可泛指茶。

[107]苛痒：疥疮发痒。此亦可泛指皮肤风痒。苛痒，原作"疴养"，今据明·《医药辑览》和《医要集览》改。

[108]鼠粘子：即牛蒡子，系菊科二年生草本植物牛蒡的成熟种子。

[109]按："辛，平"之后原有"性微寒"三字，今据明·《医药辑览》和《医要集览》删。

[110]盈肌：充满肌肤。

[111]风热：原作"寒热"，今据明·《医药辑览》和《医要集览》改。

[112]诸肿：原作"诸种"，今据明·《医药辑览》和《医要集览》改。

用药须知

明·严萃　编

明·熊宗立　补遗

王今觉　王嫣　点校注释

用药法象[1]

天有阴阳，风、寒、暑、湿、燥、火，三阴、三阳上奉之。温、凉、寒、热，四气是也。温热者，天之阳也；寒凉者，天之阴也。此乃天[2]之阴阳也。

地有阴阳，金、木、水、火、土，生、长、化、收、藏下应之。辛、甘、淡[3]、酸、苦、鹹，五味是也。辛甘淡者，地之阳也；酸苦鹹者，地之阴也。此乃地之阴阳也。

阴中有阳，阳中有阴：

平旦至日中，天之阳，阳中之阳也；

日中至黄昏，天之阳，阳中之阴也；

合夜至鸡鸣，天之阴，阴中之阴也；

鸡鸣至平旦，天之阴，阴中之阳也。

故人亦应之。人身之阴阳，外为阳，内为阴；背为阳，腹为阴；脏为阴，腑为阳。心、肝、脾、肺、肾，五脏为阴；胆、胃、大肠、小肠、膀胱、三焦，六腑为阳。所以知阴中之阴、阳中之阳者，何也？如冬病在阴，夏病在阳，春病在阴，秋病在阳，知其所在，则施针药也。

背为阳，阳中之阳，心也：

背为阳，阳中之阴，肺也；

腹为阴，阴中之阴，肾也；

腹为阴，阴中之阳，肝也：

腹为阴，阴中之至阴，脾也。

（此皆阴阳表里、内外雌雄相输应也。）

注：

[1]法象：大自然界的一切现象（人亦大自然的一部分）。此处可引申为应当遵守的自然法则。

[2]按："天"后原有"地"字，今据明·《医药辑览》和《医要集览》删。

[3]淡：按"淡"味附於"甘"味。

四时用药法[1]

不问所病或温、或凉、或热、或寒，如春时有疾，於所用药内，加清凉之药；夏月有疾，加大寒之药；秋月有疾，加温气之药；冬月有疾，加大热之药，是不绝生化之源也。《内经》曰："必先岁气，无伐天和"[2]，是为至治。又曰："无违时，无伐化"[3]；又曰："无伐生生之气[4]"。此皆常道用药之法。若反其常道，而变生异证[5]矣，则当从权[6]施治。

注：

[1]按：此篇系明·熊宗立在编撰本书时增补。

[2]必先岁气，无伐天和：一定要先知道主岁之气，而不要破坏天运之中和。岁气：主岁之气。天和：天运之中和，此指自然和顺之气，可理解为自然界的正常规律。按即制方有法，无论服药或进食，都应适应自然规律。原文见《素问·五常政大论》。

[3]无违时，无伐化：不要违背时令，不要损害自然造化。化：此指造化，自然天成，自然界生成万物的功能。按原文亦见《五常政大论》。

[4]生生之气：此指生长繁育功能，亦即性命自然之功能。

[5]异证：他证，其他病证，不相同的病症。

[6]从权：随之而变通。权：变通，机变。

用药丸散[1]

仲景云"剉如麻豆大",与㕮咀同意。夫㕮咀者,古之制也。古无铁刃,以口咬细,令如麻豆,为粗药。煎之,使药水清。饮於腹中,则易升、易散也。此所谓㕮咀也。今人以刀器剉如麻豆大,此㕮咀之易成也。若一概为细末,不分清浊矣。《经》[2]云:"清阳发腠理,浊阴走五脏",果何谓也?又曰"清阳实四肢,浊阴归六腑"是也。㕮咀之法,取汁清、易循行经络故也。若治至高之病,加酒煎;去湿,加生姜煎;补元气,以大枣煎;发散风寒,以葱白煎;去膈上病,以蜜煎。

散者,细末也。不循经络,只去膈上病及脏腑之病。气味厚者,煎服去滓。

但服百丸者,去下部之疾,其丸极大,而光且圆;治中焦者次之,治上焦者则极小。稠糊麪丸者,取其迟化,直至下焦。或酒或醋丸者,取其收、散之意也。用半夏、南星,或去湿者,以生姜汁煮糊为丸,制其毒也。稀糊丸者,取其易化也。水浸一宿,炊饼为丸及滴水为丸者,皆取易化也。炼蜜为丸者,取其迟化而气循经络也。用腊为丸者,取其难化而旋施功也[3]。

大抵[4]汤者荡也[5],去久病者用之。散者散也[6],去急病者用之。丸者缓之,不能速去其病,用药舒缓而治之也。

注：

[1]按：此篇系明．熊宗立在编撰本书时增补，引自《东垣珍珠囊》。

[2]《经》：指《黄帝内经》。按此后"清阳发腠理，浊阴走五脏；清阳实四肢，浊阴归六腑"句，出《黄帝内经·素问·阴阳应象大论》。

[3]旋施功：旋旋施功，即缓缓发挥功效。

[4]大抵：大致，大都。

[5]荡：音 dàng，此指涤除，清除。

[6]散（sǎn）者散（sàn）也：此句的意思是散剂具有消散病邪的作用。散 sǎn：粉末状的药物剂型。散 sàn：分散，消散。

药本五味歌[1]

酸为木化气本温，能收、能涩、利肝经。

苦为火化气终热，能燥、能坚、心脏丁[2]。

甘始土生气化湿，能开[3]、缓掺[4]、从脾行。

辛自金生气带燥，能开[5]、润、泻、通肺窍。

鹹从火化气生寒，下走、软坚、足肾道[6]。

淡味方为五行本[7]，运用须知造化要[8]。

注：

[1]按：首出明·刘纯《医经小学》卷之一第 1 叶，明正统戊午（公元 1438 年）陈氏刻黑口本。系明·熊宗立在编撰本书时收入。

[2]丁：当，担当。按即苦能人心经之意。

[3]开：舒展，开通，解开，引申为缓解。按甘味药能缓解拘急疼痛。

[4]缓掺：纤柔和缓。缓：延缓，迟缓。掺：音shān，纤细。按指甘味药作用柔和而缓慢。

[5]开：此指发散表邪，或行气散结，解除郁闷的作用。

[6]足肾道：归肾经。足：适宜，引申为归入。肾道：肾经。按鹹味可以归入肾经。

[7]按：淡味附於甘，甘在五行属土，土居中央，以溉四旁，为万物之根本。

[8]要：要点，要领。

炮制药歌[1]（计六首）

芫花本利水，非醋不能通。绿豆本解毒，带壳不见功。草果消膨效，连壳反胀胸。黑丑生利水，远志苗毒逢。蒲黄生通血，熟补血运通。地榆医血药，连梢不住红。陈皮专理气，留白补胃中。附子救阴症，生用走皮风[2]。草乌解风痹，生用使人蒙[3]。人言[4]烧煅用，诸石火烟红[5]，入醋堪研末，制度必须工。川芎炒去油，生用痹痛攻。炮煅常依法，方能夺化工[6]。

知母、桑皮、天麦门，首乌、生熟地黄[7]分，偏宜竹片铜刀切，铁器临之便不驯[8]。

乌药、门冬、巴戟天，莲心、远志、五般全，并宜剔去心方妙，否则令人烦躁添。

厚朴、猪苓与茯苓，桑皮更有外皮生，四般最忌连皮用，去净方能不耗神。

益智、天麻、柏子仁，更加草果四般论，并宜去壳方为效，不云令人心痞增[9]。

何物还须汤泡之？苍术、半夏与陈皮。更宜酒洗亦三味，苁蓉、地黄及当归。

注：

[1]按：此篇系明·熊宗立在编撰本书时增补。

[2]走皮风：逐皮表之风邪。走：疾趋，逃跑，此处作使动用法，驱之使去，驱赶。

[3]蒙：此指眩晕并昏厥。

[4]人言：即砒石。为等轴晶系砷矿中的砷华矿石。辛、酸，热。有大毒。不可口尝。多外用蚀疮去腐。

[5]火炟红：以火烧红。炟：音dá，火起，爆，烧。按：先用火烧透，然后放入醋中淬，此属煅淬药物的炮制方法。

[6]化工：此指造化之工，自然的创造力。

[7]生熟地黄：指生地黄与熟地黄。

[8]驯：顺服。按：此句意思是如与铁器接触，药性会发生变化，效能就不理想，甚至会产生副作用。

[9]心痞增：增加胸腹部闷胀不适感。

妊娠服药禁歌[1]

虻[2]斑[3]水蛭及蝱虫，

乌头、附子配天雄；

野葛[4]水银并巴豆，

牛膝、薏苡与蜈蚣；

三棱、芫花、代赭[5]麝，

大戟、蝉蜕、黄雌雄[6]；

牙硝[7]、芒硝、牡丹[8]桂，

槐花、牵牛[9]皂角[10]同；

半夏、南星与通草，

瞿麦、乾姜、桃仁通；

硇砂、乾漆、蟹爪甲[11]，

地胆[12]茅根都失中。

注：

[1]按：首出明·颜汉《便产须知》，刘纯《医经小学》（1438年陈氏刻黑口本）曾引用，并注明出处。熊宗立在收入本书时略作修改。

[2]蚖：按唐·《新修本草》"蝮蛇……一名蚖蛇。为蝮蛇科动物，药用其除去内脏的全体。甘，温。有毒。功能祛风攻毒。

[3]斑：斑蝥，为芫青科昆虫南方大斑蝥或黄黑小斑蝥的全体。辛，寒。有毒。功能逐瘀攻毒。

[4]野葛：见《主治指掌》注。

[5]代赭：即代赭石，为氧化物类矿物赤铁矿的矿石。苦，寒。功能重镇降逆，清火平肝，凉血止血。

[6]黄雌雄：即雌黄与雄黄。雄黄为单斜品系硫化砷矿石，红黄色不透明。苦、辛，温。有毒。功能解毒，杀虫，燥湿祛痰。

雌黄则为硫化砷矿石，常与雄黄共生，色浅黄或灰绿。辛，平。有毒。功能与雄黄相近。

[7]牙硝：见《十九畏歌》注。

[8]牡丹：此指毛茛科落叶小灌木牡丹的根皮。苦、辛，寒。归心、肝、肾经。功能清热凉血，活血散瘀。

[9]牵牛：指旋花科植物裂叶牵牛及圆叶牵牛的成熟种子。苦，寒。有毒。归肺、肾、大肠经。功能逐水，杀虫，泻下去积。

[10]皂角：指豆科落叶乔木皂荚树的果荚。辛、鹹，温。有小

毒。归肝、大肠经。功能祛痰，开窍，通大便。

[11]蟹爪甲：方蟹科动物中华绒螯蟹的螯足、步足和背甲。鹹，寒。功能破血，消积，堕胎，续筋。

[12]地胆：见《主治指掌》注。

按：以上"妊娠服药禁歌"及前述"十八反歌""十九畏歌"中所列药物与《药典》所列品种不完全相同，卫生部亦未否定，遵照传统，在处方和调剂时宜严格执行。

珍珠囊补遗药性赋卷之二终

珍珠囊补遗药性赋卷之三

明·熊宗立 著

王今觉 王嫣 点校注释

玉 石 部

药能治病，医乃传方。当明药品贵贱良毒之异，须尝气味酸鹹苦辣辛甘。

切以金银珠玉之贵，白垩[1]石灰之贱。药性之良，则丹砂、钟乳[2]；气毒则信石、硇砂。至於五味，酸入肝，鹹入肾，苦入心，辛入肺，甘入脾，辣则有温凉寒热之异。

功力有急缓，性职有温凉。

且如朴硝之性急，若煎作芒硝，性乃缓慢矣。

本草[3]之作，肇始炎皇[4]。

肇，即始也。炎皇，神农氏也。本草之为书[5]，由神农尝百草，一日而遭七十毒，始兴医药相救[6]，谓之本草。

未言草木之品汇[7]，且提玉石之纪纲[8]。

仿《本草图经》，以玉石部为先，而草木之品次之。

金屑、玉屑、辰砂、石床，能驱邪而逼鬼祟，可定魄而制颠狂；止渴除烦，安镇灵台[9]，明眼目，补精益气，依经炼服寿延长。

金屑味辛，平。有毒。处处有之，梁[10]、益[11]、宁[12]州最多，出水沙中，得屑谓之生金，若不炼，服之杀人。

玉屑味甘，平。无毒。生蓝田[13]。

丹砂，一名朱砂，**味甘**，微寒。无毒。惟辰州[14]者最胜，故谓之辰砂。生深山石崖间，穴地数十尺，始见其苗，乃白石耳。谓之朱砂床，即石床也。砂生石床上。亦有淘土石中得之，非生於石者。又按本草石床自有本条，味甘，温，无毒。[15]谓钟乳水下凝积，生如笋状，渐长，久与上乳相接为柱，出钟乳堂中，谓之石床。人心谓之灵台。

金屑、玉屑、辰砂、石床，四品之性，主治相同，皆可依《图经》法炼。服食[16]则延年不老。

生银屑镇惊安五脏，钟乳粉补虚而助阳。

银屑味辛，平。有毒。生银屑，当取见成[17]银箔，以水银消之为泥，合硝石及盐，研为粉，烧出水银，淘去盐、石，为粉极细，用之。

石钟乳味甘，温。无毒。道州[18]者佳。须炼服之，不然使人病淋。治咳嗽，行乳道，补髓添精，强阳道，益肺家。

代赭石能堕胎而可攻崩漏，伏龙肝治产难而

吐血尤良。

代赭石用火煅、醋淬七遍，研，水飞。**味甘，寒**。无毒。出代州[19]，其色赤，故名代赭石。养血气，强精，辟邪。畏天雄、附子。

伏龙肝，灶中土也。味辛，温。微毒。消痈肿，催生，下胞，止血崩。

云母补劳伤兼明目，水银除疥、虱与疮疡。

云母石**味甘，平**。无毒。安五脏，坚肌[20]止痢。《局方》有法，煎云母膏，治痈疽恶毒等疮。

水银，即朱砂液[22]，能消化金、银使成泥。味辛，寒。有毒。一名汞。畏磁石。难产可用催生。

治风喉[23]，理鼻息[24]，功全矾石；止漏下，破癥结，用禹余粮。

矾石**味酸，寒**。无毒。出晋州[25]者佳。化痰，止痢，攻阴蚀[26]诸疮漏。煅过，谓之枯矾。亦可生用。

禹余粮，火煅、酸淬七次，捣细，水飞。**味甘，寒**，平。无毒。出潞州[27]。形如鹅鸭卵，外有壳重叠者是。其中有黄细末如蒲黄者，谓之石中黄。

朴硝开积聚，化停痰，煎作芒硝功却缓；硝石止躁烦，除热毒，炼之须扫地边霜。

朴硝**味苦**、辛，大寒。无毒。生益州。初采扫得，一煎而成，故曰朴硝。再取朴硝淋汁炼之，有细芒者，谓之芒硝。专治伤寒。

硝石味辛、**苦，寒**。无毒。即扫地霜淋汁炼成者。[28]

打破[29]瞳人[30]，得空青而依然复旧；胎宫乏孕，紫石英有再弄之璋[31]。

空青**味甘**、酸，**寒**。无毒。生於有铜处。铜精气熏则生。今信州[32]时有之。其腹中空，破之有浆者，绝难得。大者如鸡子，小者如豆子。治眼翳障为最要。又有曾青，所出与此同山，疗体颇相似，而[33]色理亦无异，俾其形累累连珠相缀，其中不空。与空青功效不相上下。

紫石英**味甘**、辛，**温**。无毒。专治女子风寒在子宫，绝孕十年无子。又有白石英，治风湿痹，安魂魄，强阴道。黄、赤、黑色，皆不入药。

热渴急求寒水石，壮阳须索石硫黄。

寒水石，一名凝水石，**味甘**，寒。无毒。出汾州[34]及邯郸。即盐之精也[35]。治火烧[36]、丹毒。能解巴豆毒。畏地榆。

硫黄**味酸，温**。大热。有毒。出广州。治疥虫、蜃疮[37]。坚筋[38]，疗老人风秘[39]。

肾脏既衰[40]，煅磁石而[41]强阳道；膀胱不利，炒食盐以熨脐傍[42]。

磁石**味辛**、鹹，**寒**。无毒。有铁处则生。恶牡丹皮。畏黄石脂。能吸铁，补益劳伤，兼治耳聋。

食盐味鹹，温。无毒。解州[43]者胜。治霍乱、痰癖[44]，可用吐之。

水银飞炼成轻粉，杀诸疥癣，善治儿疳；石灰风化方为胜，不堪服食[45]，可疗金疮。

轻粉却水银粉，味辛，冷。无毒。畏磁石。忌一切血。

五月五日采百草捣汁，调煅过石灰末，作团，阴乾，专治金疮刀斧伤处。不堪入药[46]。

石膏发汗解肌，去风寒热；滑石除烦止渴，快利小肠[47]。

石膏味甘、**辛**，大寒。无毒。与方解石相类。须用细理白泽者真。治头痛，解肌发汗。黄色者，服之使人淋。

滑石**味甘，寒**。无毒。用白色软嫩者佳。能益精除热，疗女人产难。

杀三虫[48]，破癥结，胡粉一名为粉锡；敛金疮，淘眼暗[49]，铜青、铜绿竟无双[50]。

胡粉，一名粉锡，一名定粉，俗名光粉，即今化铅所作妇人容面者。**味辛，寒**。无毒。

铜青、铜绿，以醋沃[51]铜上即生，乃铜之精华也。微有毒[52]。不入汤药。

吐痰抵痔[53]密陀僧，兼抹黚斑随手没；生肌止痛无名异，折伤可理并金伤。

密陀僧即煅银炉底也。味酸、辛。有毒。[54]

无名异味甘，平。无毒。金伤，谓刀斧伤也。

硼砂攻喉痹，止嗽消痰真有理；胆矾除热毒，诸痫痰气尽消烊。

硼砂，一名蓬砂。味苦、辛，暖。无毒。出南番者色重褐，其味和，其效速；出西戎者其色白，其味杂，其功缓，不堪入药，作金银焊药用之。

胆矾，《图经》作石胆，**味酸**、辛，**寒**。有毒。信州有之，生於铜坑中，采得，煎炼而成。消热毒，疗诸风瘫痪，可吐风痰。

伏火[55]灵砂辟鬼邪，安魂魄，明目镇心，通血脉；藏泥白垩除泄痢，破癥瘕，涩精止漏又为良。

灵砂，一名二气砂，用水银一两，硫黄六铢，研细二味，先同炒作青砂头，后入水火既济炉中，抽之如束针纹者，成就也。恶磁石。畏酸水。

白垩，即善土。**味苦**、辛，**温**。无毒。处处有之。采无时。

石燕治淋，催难产；黑铅安镇，熨蛇创。

石燕产零陵州[56]，形似蚶[57]，其实石也。性凉。无毒。女人产难，两手各握一枚，胎立出。

黑铅味甘。无毒。有银坑处皆有。粉锡、胡粉、光粉皆化铅所作。又铅白霜，以铅杂水银炼作片，置醋酿中，密封，经久成霜，谓之铅白霜。性极冷。创，伤也。创，平声，与疮同。

黄丹乃是熬铅作，生肌止痛；礜石^[58]副特生非常热，养就丹房。

黄丹，《图经》作铅丹，又名虢丹。用时炒令赤色，研细。**味辛**，微温。无毒。止吐逆，疗癫痫，傅金疮良。

礜石俗呼镇风石，**味辛**、甘、**大热**。有毒。严寒置水中，令水不冰。性坚硬而拒火，烧之一日夜方解散。攻击积聚痼冷之病最良。须真者，必取鹳巢中团卵而助暖气者方真。乃修真炼丹之药品。

血晕昏迷，法炼广生花蕊石；折伤排脓，火烧醋淬自然铜。

花蕊石出陕州阌乡县^[59]。性至坚硬。保金疮，止血局，方以硫黄合和。花蕊石如法炼成，专治产后血晕，去恶血。

自然铜味辛，平。无毒。出铜处有之。形方而大小不等，似铜，实石也^[60]，不从矿炼，自然而生，故曰自然铜也。

硇砂能破癥瘕积聚，若还生用烂心肠；信石可吐膈内风痰，倘中其毒促人亡。

硇砂味鹹、苦、辛，温。有毒。能消五金八石^[61]，腐人肠胃，生服之，化人心为血。

信石，《图经》名砒霜，信州者佳，故名信石。味苦、酸。有大毒。主诸疟，风疟在胸膈。可作吐药用，不宜多服，能伤人命。若误中硇砂、砒霜二毒，急宜冷水调绿豆汁饮之，可解。

梁上尘消软疖，通喉噎[62]，横生立产[63]；井泉石性寒凉，攻火热，除翳神方。

梁上尘，一名乌龙尾，性微寒。无毒。凡使，须去烟火远，高堂、佛殿上者，拂下，筛而用之。

井泉石性大寒。无毒。处处有之，以饶阳郡者为胜[64]。得菊花、栀子最良。

匀痼冷，止头疼，无遗太阴玄精石；安心志，制癫狂，谁知铁粉和铁浆。

玄精石，出解州解县，今解池积盐仓中亦有之。其色青白，龟背者良。味鹹，温。无毒。

铁味甘，无毒。取铁浸之经久，色青沫出，可染皂者为铁浆，治癫狂。铁拍作片段，置醋糟中，积久生衣，刮取为胤铁粉[65]，能安心志。

雄黄能杀虺蛇毒，妊娠佩带，转生男子；炼之久服自身轻，要生女子，佩带雌黄。

雄黄、雌黄，同山所生。向阳处生雄黄，山阴有金处，金精熏，则生雌黄。妇人觉有孕，以雄黄一两，绛囊盛，带之，可转女为男；以雌黄半两，素囊盛，带之，可转男为女。雌黄炼服，久则轻身，可入仙家。

备金石之品味[66]，治病得以推详。

总括上文诸药，悉可对证而施治也。

注：

[1]白垩：沉积岩类岩石，为白色、淡绿色、淡黄色无晶形粉末

或土状结块。苦，温。功能温中涩肠，止血敛疮。

[2]钟乳：碳酸盐类矿物钟乳石的矿石。甘，温。功能温肺气，壮元阳，下乳汁。

[3]本草：是具有中国特色的传统药学，内容广泛，包括当前称为"中药学"在内、与医学密切联系、有系统理论和宝贵实践经验的一门学问。详见拙文：《论本草的概念》（《中国中药杂志》1993，18（2）：67）。

[4]炎皇：当为炎帝，为押韵而称"炎皇"。炎帝神农氏，公元前2767—前2687人。

[5]为书：成书，成为书。按：本草在有文字之前是靠口传心授、师学相承而延续的，当出现文字之后，才有了记载本草的书。

[6]相救：互相补救。

[7]品汇：品种类别。

[8]纪纲：法度。按此指药性功能、用药法则等。

[9]灵台：即"心"。心有灵智而能任持，故云。

[10]梁州：此指古九州之一，主要范围在今陕西南部、甘肃东南、四川北部一带。按《书经·禹贡》云"华阳、黑水惟梁州"，唐·颜师古曰："东据华山之南，西距黑水。"其西界之黑水，指流经今四川北部阿坝藏族自治州南坪县西北的白水江北源及黑水城东北之黑水河。

[11]益州：汉武帝所置十三刺史部之一，主要范围在今四川省境内，涉及今云南、贵州、湖北、陕西、甘肃一部分。

[12]宁州：西魏时置，主要范围在今甘肃省宁县一带。

[13]蓝田：秦孝公置县，属陕西省。以出美玉著称。

[14]辰州：唐置州，属黔中道，治所辰州（今沅陵县），辖境相

当於今湖南沅陵、沪溪、辰溪、溆浦等县地域。

[15] 按："石床"条，首出唐·《新修本草》。见宋·《政和本草》卷四·玉石部中品。

[16] 服食：为道家养生法，指服食丹药。

[17] 见成：即现成，已有的，不用临时做的。见：音 xiàn。

[18] 道州：唐·贞观间置，属今湖南省道县一带。

[19] 代州：隋·开皇间置，辖境相当於今山西省代县、繁峙、五台、原平一带。

[20] 坚肌：使肌肉坚实。

[21] 《局方》：指宋代官府设立的药局刊行於宋·元丰年间（1078～1085）的成药处方配本。绍兴时（1131～1161）药局改称"太平惠民局"，所出之处方配本名为《太平惠民和剂局方》.简称《局方》。

[22] 朱砂液：按朱砂的主要成分为硫化汞，加热后分解出的汞（水银）呈液体状态，因称之为"朱砂液"。

[23] 风喉：即喉风，泛指多种急性咽喉肿痛病症。

[24] 鼻息：此指鼻息肉。

[25] 晋州：按此指今山西省临汾一带。

[26] 阴蚀：又称阴䘌，阴中生疮。主要症状为阴部溃烂，脓血淋漓，痒而肿胀坠痛，常伴有赤白带下。多因郁火、湿热.损伤肝脾，郁蒸生虫，虫蚀阴中所致。

[27] 潞州：北周置，范围在今山西长治县一带。

[28] 按：朴硝为矿物芒硝经煎炼后位於容器下部的粗朴者（即粗制结晶），药物芒硝则为位於容器上部的精制结晶，马牙硝为容器上部呈圭角（或马牙）状的精制结晶，其实与芒硝为一物。主要成分为

含水硫酸钠（$NaSO_4 \cdot 10H_2O$）。

消石，又作硝石，俗称"苦硝""火硝"，多产於污秽之地面、墙角，亦产於盐沼地区、沙漠地域，或石灰岩区域。主要成分为硝酸钾（KNO_3）。参见"十九畏歌"注[2]

[29]打破：原作"目破"，今据《珍珠囊指掌补遗药性赋》天启壬戌（1622）钱允治校订本改。

[30]瞳人：即瞳仁，指黑睛。

[31]再弄之璋：即再次弄璋。弄璋：按古代称生男孩为弄璋，祝其成长后执圭璧为官封侯。璋：圭璋，宝玉。

[32]信州：唐置州。范围在今江西上饶一带。

[33]按："所出……而"十二字，原作"铜出处"，今据《图经本草》改。见《政和本草》卷三·玉石部上品。

[34]汾州：北魏置州。范围在今山西汾阳一带。

[35]按：寒水石为天然层积矿物单斜晶系硫酸钙（红石膏寒水石）及三方晶系碳酸钙（方解石寒水石）矿石。因多发现於卤地积盐之下，故古代文献常认为是"盐之精"。辛、醎，寒。

[36]火烧：指烧伤。按烧伤、烫伤均可用寒水石治疗。

[37]蟨疮：即阴蚀。

[38]坚筋：按一指坚强筋骨，治腰腿疼痛软弱；一指坚强宗筋，治疗阳痿。宗筋：即阴茎。《素问·痿论》："宗筋弛纵，发为筋痿。"此筋痿为宗筋痿软不坚。

[39]风秘：为风邪搏於肺脏，传於大肠，致大肠津液乾燥。主要症状为大便燥结，排便艰难。多见於年老体弱者及素患风病之人。

[40]既衰：已衰。既：已，已经。

[41]而：此处读 néng，通"能"。

[42]按：即用食盐热敷肚脐附近。以：用。熨：系用药物外敷局部或相关穴位的外治法，此时药物宜炒热或蒸热至一定温度。傍：附近。

[43]解州：五代·后汉置，辖域相当於今山西省运城一带。

[44]痰癖：痰浊聚於胸胁之间，与寒气或热气相搏，久而成为痰癖。病由水饮酿痰，流移胸胁之间，逐渐形成。

[45]服食：此处指内服。

[46]不堪入药：按指不可纳入内服药中。

[47]快利小肠：善於通利小肠。快：能，善於。

[48]三虫：人体内的寄生虫。

[49]淘眼暗：洗除双眼视物昏暗。淘：冲洗汰除。

[50]铜绿：即铜青。二者异名同物。为铜表面经醋酸或二氧化碳作用后生成的绿色铜锈。

[51]沃：浇，灌，洒。

[52]按：铜绿酸、涩，平。有毒。归肝、胆经。功能退翳，去腐，敛疮，杀虫，吐风痰。

[53]抵痔：疗痔。抵：音 zhǐ，击，打击，引申为治疗。

[54]按：密陀僧为粗制氧化铅。辛、鹹，平。有毒。功能消肿收敛，坠痰镇惊，杀虫，防腐。

[55]伏火：按道家炼丹砂，将火候调伏称为伏火。按：灵砂性近朱砂。甘，微寒。有毒。

[56]零陵州：按史无零陵州建制，有零陵郡。西汉置，治所在今广西全州西南，隋初改为永州，治所在零陵县（今湖南零陵）。所辖范围为今湖南省西南部及广西东北部一带。

[57]蚶：音 hān，为有贝壳的软体动物，蚶科魁蚶、泥蚶、毛蚶

等。其贝壳即瓦楞子。

[58]礜石：为硫化物类矿砷黄铁矿（毒砂）的矿石，主要成分为砷、铁、硫。功能消冷积，祛寒湿，蚀恶肉，杀虫。多调敷外用，内服入丸、散，或浸酒，宜十分审慎。

[59]陕州：北魏置，治所在今河南省西部陕县。

阌 wén 乡县：北周置阌乡郡，隋代改县，宋以后属陕州，即今河南省灵宝县。

[60]实石也：其实是石。也，此为判断助词。

[61]五金八石：指五种金属（金、银、铜、铅、铁）和八种石质材料（丹砂、雄黄、雌黄、空青、硫黄、云母、戎盐、硝石）。

[62]噎：音 yē，食物塞於咽喉，不能下咽。

[63]立产：站立而生，指臀足位分娩。亦称脚踏莲花生，倒生，逆产等。

[64]饶阳郡：唐·天宝初年置郡，治所在今河北省深县西南。

[65]胤：音 yìn。

[66]品味：此指药物的种类与性味。

草　部　上

明·熊宗立　著

王今觉　王嫣　点校注释

观夫天生烝民，地生百草，人生不无札瘥之常，以致病於寿夭，草有治病之功，用别花苗实脑。

烝，众也。实，即子。脑，即根。各有所宜也。

菖蒲开心明耳目，去湿痹风寒；菊花消湿散痹风，主头眩痛搅。

菖蒲，一名昌阳，须用生石碛[1]上，一寸九节者良。**味辛，温**。无毒。

菊**味苦**、甘，**平**。无毒。主胸中烦热，明目聪耳。

治渴补虚安五脏，快觅人参；温中解毒性平和，无如国老[2]。

人参，一日人葠，**味甘，微寒**，微温。无毒。反藜芦。

甘草**味甘，平**。无毒。主解百毒，为众药之王，故号国老。反大戟、芫花、甘遂、海藻。

白术益脾止泻呕，若动气[3]不宜；苍术平胃压山岚[4]，用米泔浸炒。

白术味甘、辛。无毒。主风寒湿痹，益脾胃，补虚劳，消肿。伤寒有动气者不宜服。

苍术用米泔浸一宿，换泔，浸，炒乾，去皮。味苦、甘、辛。无毒。治伤寒痹痛，温疟可发散。

生地黄能行血·兼止吐、衄、折伤；熟地黄能补血，更治虚劳、焦躁。

生地黄大寒，亦治产后血攻心及女人经水闭绝。

熟地黄净洗酒浸·蒸两三次，焙乾。**味甘**、苦，温。无毒。熟乾则温补，生乾则平宣，熟者止崩漏，安魂魄，治惊悸，补内伤。

天门冬镇心，止吐血、衄血，性寒而能补大虚；麦门冬解渴，开结益心肠，劳热可除烦可保。

天门冬**味苦**、甘，平，大寒。无毒。悦人颜色。

麦门冬**味甘，平**，微寒。无毒。二味并抽去心，焙乾用。

地肤子、车前子，除热去风、明眼目，能使膀胱水穀分；菟丝子、巴戟天、添精补髓、主延年，解去腰疼诚有效。

地肤子即落帚子，**味苦，寒**。无毒。

车前子**味甘**、鹹，**寒**。无毒。能滑胎，止泻痢。

兔丝子**味辛，平**。无毒。水洗，澄去砂土，酒浸一宿，蒸过，乘热捣成膏，焙乾，再入药，方可研末。

巴戟天须用连珠者，去心，酒浸，焙乾。**味辛**、甘，**微温**。无毒。除风，强筋益力，治梦与鬼交。

牛膝补虚挛膝痛，月经若闭亦能通；柴胡去热治劳伤，主疗伤寒功力到。

牛膝为君，**味苦**、酸，平。无毒。

柴胡**味苦**，平，辛，微寒。无毒。治湿痹拘挛可用，煎汤浴之，下气消痰止嗽。伤寒为要药。

草决明泻肝热，明目驱风兼鼻渊[5]，草龙胆益肝虚，惊惕无忧、疳虫扫[6]。

草决明**味鹹**、苦、甘，**平**，微寒。无毒。

草龙胆**味苦**，**寒**。无毒。益肝明目，最治疸[7]。

菴蔺子性苦寒，风寒湿痹、水皆宽；茵陈蒿性苦冷，时气发黄、淋可导。

菴蔺处处有之。**味苦，微寒**。无毒。久服轻身明目。

茵陈蒿**味苦，平**，微寒。无毒。治淋难、小便闭涩不通。

远志又名小草，堪收梦里遗精；黄精俗字山姜，久服延年不老。

远志要去骨，以甘草汤浸，煮，炒乾。**味苦，温**。无毒。苗名小草，一似麻黄但无节，令人生智慧，定心惊。

黄精，俗呼为山姜。味甘，平。无毒。然与钩吻相似。但一善一恶，要仔细辨认，切勿误用。钩吻则伤人至死，故谓之钩吻。

北五味补虚下气，止嗽强筋；南木香止痢健脾，气疼是宝。

五味子**味酸**、甘、鹹、苦、辛，故名五味。性**温**。无毒。止渴，消酒毒。

木香形如枯骨者佳。不见火。**味辛**，温。无毒。去膀胱冷气，除癥瘕，止泻痢。

金疮止血，王不留行是名剪金花；风疹赤丹，本草景天即是慎火草。

王不留行**味苦**，平。无毒。可催生产、利月经。

景天**味苦**、酸，**平**。无毒。主劳烦、大热疮，女人漏下用花良。

络石治痈疮，消热毒，苗似龙鳞；川芎医头痛，主筋挛，形如雀脑。

络石为君，即石鳞，又名龙鳞薜荔。**味苦，温**。微温。无毒。畏贝母、菖蒲。

川芎，一各芎劳。明目，疮家止痛[8]。**味辛，温**。无毒。靡芜即其苗也。白芷为之使。

金钗石斛，解使[9]元阳壮，腰疼膝痛并皆驱；鬼脸升麻，能教百毒消，疹痘斑疮宁可较？

石斛草**味甘，平**。无毒。入肾壮阳，平胃气。

升麻味苦，平，微寒。无毒。能解一切毒，除湿去风，为伤寒时气之要也。

烟尘续断安胎产，疗金疮，逮不可迟；梁绛茜根理风寒，止吐血，须宜乎早。

续断**味苦**、辛，**微温**。无毒。最能接骨，因名续断。

茜根，一作蒨，即今染绛茜草根也。**味苦**，微寒。解中蛊毒。

虺床[10]、蛇床同一种，治风湿痒及阴疮；羌活、独活本来同，头痛筋挛风气挠[11]。

虺床，即蛇床，**味苦**、辛、甘，**平**。无毒。

羌活、独活本同类，但紫色而节密者为羌活，黄色而作块者为独活。**味苦**、甘，**平**，微温。无毒。

细辛、薯蓣能温中下气，仍主脑、腰疼；薏苡、萎蕤治痹弱筋挛，并风湿之悼。

细辛**味辛**，**温**。无毒。主拘挛风痹，明目，破痿，治妇人血闭。

薯蓣俗名山药，**味甘**，**温**，平。无毒。补心气不足，镇心神。

薏苡仁**味甘**，寒。无毒。主肺气肺痈。

萎蕤叶似黄精，**味甘**，**平**。无毒。切勿误用钩吻则伤人。

止渴补虚收盗汗，黄芪奏莫大之功；消痈散肿有高能，忍冬是至贱之草。

黄芪**味甘**，**微温**。无毒。主虚劳，强筋，治耳聋，止痛排脓。

忍冬草即鹭鸶藤，又名金银花，其藤左缠，亦名左缠藤。味甘，温^[12]。无毒。今处处有之。

泽泻会除诸般泻，弭渴疏淋^[13]；防风上治一切风，仍蠲痛脑^[14]。

泽泻**味甘**、鹹，**寒**。无毒。止泄精，逐膀胱水，多服令人眼病。

防风**味甘**、辛，**温**。无毒。能解附子毒，明目，止汗，疗崩。

蒺藜阴痛煎汤，头痛煎酒；蒲黄行血用生，止血用炒。

蒺藜**味苦**、辛，**温**，微寒。无毒。破血催生。若风疮、阴疮，煎汤坐浴；头痛，煎酒服。

蒲黄**味甘**，**平**。无毒。生则味滑，炒熟则味涩。

苁蓉扶女子阴绝[15]，兴男子阳绝[16]，补精养肾，生自马精[17]；黄连理丈夫诸热，劫小儿疳热，止痢厚肠，贵称鹰爪。

肉苁蓉**味甘**、酸、鹹，**微温**。无毒。言是马精落地所生，生时似肉，作羹补虚最佳。

黄连**味苦**，**寒**。无毒。点眼可除热，更治消中[18]口疮良。

漏芦行乳汁，消瘰疬、肠风；丹参补胎气，利月经为吉。

漏芦**味苦**、鹹，**寒**。无毒。医疮疡，疗眼，理损伤，续筋骨。

丹参**味苦**，**微寒**。无毒。除积聚，破癥瘕，益气，去烦满。一名赤参。

更分佐使君臣，是曰神圣功巧。

望而知之，谓神。闻而知之，谓圣。问而知之，谓功。切而知之，谓巧。望闻问切，是谓医家之四知。

注：

[1]石碛：浅水中的碎石。碛：音 qì，浅水中的沙石。

[2]国老：甘草的别名。

[3]动气：此指脐旁筑筑然如有气在跳动，甚则可连及心胸、两胁。多由阴虚气滞，肾气不纳，鼓动于下而发作。

[4]山岚：山林中的雾气。此特指山林间可使人致病的六淫、疫毒等不正之气。

[5]鼻渊：古病名，出《素问》。主要症状为鼻流浊涕，经久不愈。西医诊断的"鼻窦炎"属于此病。

[6]疳虫扫：扫除疳虫。

疳虫：古人认为疳病系由饮食不调、寒暖失宜，以致腹内生虫，故称为疳虫。

[7]疸：指黄疸。主要症状为目黄、身黄并尿黄。多由感受时邪，或饮食不洁，以致湿热或寒湿内阻肝胆与脾胃，迫使胆汁不循常道，泛溢体表而发黄。

[8]疮家止痛：疮家可用于止痛。

疮家：久患疮疡的人，或易患疮疡的人。

[9]解使：能使。

[10]虺：音 huǐ，毒蛇，或指小蛇。

[11]挠：屈服。

[12]按：金银花为忍冬科多年生缠绕灌木忍冬、山金银花及多种同属植物忍冬的花；其当年幼嫩藤茎入药，称金银藤、忍冬藤，清热解毒之力不及金银花，但祛风活络作用较强。

金银花味甘，性寒。功能清热解毒，消痈散结。

[13]弭渴：止渴。弭：音 mǐ，止，停止。

疏淋：通淋。疏：开通，疏导。

[14]蠲痛脑：即祛除脑痛、头疼。

[15]阴绝：此指阴气枯竭，不能受孕。

[16]阳绝：此指阳气衰竭，阳萎、早泄，无以施精，不能生育。

[17]生自马精：按此为民间旧说。肉苁蓉为列当科多年生寄生草本植物苁蓉的肉质茎，野生于湖边沙地的琐琐林中，寄生在琐琐的根上。甘，温。

[18]消中：按明·楼英（1320~1389）《医学纲目》"中消者，《经》所谓之'消中'"，"消中"即"中消"，系消渴病之一。多由脾胃燥热所致，主要症状为多食易饥，形体消瘦，尿多尿频。

草 部 中

王今觉　王嫣　点校注释

抑又闻芍药苦平，赤者破血通经，而白者可安胎止痛；辛姜大热，生则呕家圣药，而乾者除霍乱肚疼。

芍药为臣，**味苦**、酸，**平**，微寒。有小毒。恶石斛、芒硝。畏硝石。反藜芦。芍有赤、白二种。白者补虚、止汗；赤者除热、明目。

姜为使，有生用，有乾用。乾者**味辛，温**，大热。无毒。温中止血，逐痹风湿[1]。生者味辛，微温。无毒。处处有之。用热即去皮，用冷即留皮。发散伤寒，下气，为呕家[2]圣药。

葛根止渴解酲[3]，发散伤寒、消热毒；瞿麦开通关格[4]，宣癃[5]堕子、更催生。

葛根**味甘**，寒。无毒。瞿麦只用实壳，不用茎叶[6]。**味苦，寒**。无毒。

栝蒌曰天瓜，实[7]治乳痈，根可止渴；苍耳即葈耳，子能明目[8]，叶解风缠[9]。

栝蒌（根名天花粉），**味苦，寒**，无毒，即瓜蒌。

苍耳**味甘，温**。有小毒。今处处有之。主挛痹、湿、风、寒。

玄参攻喉痛，苦参攻肠风，并可消痹、破癥结。贝母，人面疮[10]；知母，润心肺，皆能止嗽理伤寒。

玄参即山麻，**味苦、鹹、微寒**。无毒。今处处有之。除风热，明眼目。

苦参**味苦，寒**。无毒。杀疳虫，治疮毒。

贝母**味辛**、苦，**平**，微寒。无毒。专治腿膝人面疮及诸痈毒。

知母**味苦，寒**。无毒。除热止渴。

白薇本消淋、露[11]，更治风狂[12]，并除温疟；白芷能除血崩，专攻头痛，亦用排脓。

白薇**味苦、鹹，平**，大寒。无毒。如葱管者，佳。

白芷**味辛，温**。无毒。专治蛇咬，研末掺咬处，或捣汁浸伤处并效。

当归主血补虚劳，止血用头，破血用尾；麻

黄发散攻头痛，发汗用叶[13]，止汗用根。

当归酒浸，焙。味苦、辛，**温**。无毒。

麻黄**味苦，温**。无毒。

大蓟功同小蓟，治痈肿、血崩、吐衄；小青
不如大青，疗伤寒热毒时行[14]。

大蓟、小蓟，味甘，温。今处处有之。

大青、小青，味苦，大寒。无毒。处处有之。古方只
用大青。

京三棱、蓬莪术，破血消癥，宁心脾腹痛；
白豆蔻、荜澄茄，温脾健胃，能消食宽膨。

三棱味苦，平。无毒。

莪术，又曰莪茂，味苦、辛[15]，温。无毒。

白豆蔻味辛，大温。

荜澄茄味辛，温。无毒。

郁金胜似姜黄，行经下气；川芎贵乎[16]藁
本，头痛皆痊。

郁金须用蜀中[17]如蝉肚者佳。味苦、辛，寒。无毒。

姜黄，说见下文。

川芎，解见"草部上·芎藭"下。

藁本，俗曰土芎，**味辛**，微温[18]。无毒。主风入四
肢。畏青箱子。

前胡、柴胡，功无优劣，通医热病，主疗

伤寒。

前胡味苦，微寒。无毒。下气消痰，推陈致新，安胎止嗽。

柴胡，见草部上。

姜黄烈似[19]郁金功，下气消痈，通经破血；荜拨味加良姜辣，转筋霍乱，心痛连颠（颠，即头顶也）。

姜黄，处处有之。味辛、苦，大寒。无毒。

郁金，解见前。

荜拨味辛，大温。无毒。温中下气。

高良姜味辛，温，大热[20]。无毒。

剪草入疥疮之气，王瓜导乳汁之泉。

剪草味苦，平。无毒。婺州[21]产者最良。根名白药，治金疮。古方以剪草末蜜和，九蒸九晒成膏，可医一切失血。

王瓜，一名落鸦瓜，一名土瓜，结子如弹丸，生青熟赤，可瞰，闽俗谓之毛桃。其根止渴，散痈除疸，消癥下血。

通草元来即木通[22]，治淋、退疸；蠡实一名马蔺子，去湿、医崩。

通草**味辛**、甘，**平**。无毒。除寒热，出音声，治耳聋。

马蔺子**味甘**，**平**，温。无毒。去风寒温痹，除胃热喉痹。

百合宁心，可除咳痰有血；秦艽治疸，时行劳热犹能。

百合**味甘**，**平**。无毒。除热咳，攻发背疮痈，消胀，利大、小便。

秦艽**味苦**，**平**，微温。无毒。消浮肿，利小便。

黄芩解热通淋，女子崩因热者；紫菀化痰定喘，咳嗽唾有红痰。

黄芩**味苦**，**平**，大寒。无毒。治热黄疸，止痢、女子血崩。本性[23]热者良，虚寒者不可用。

紫菀茸**味苦**、辛，**温**。无毒。补虚止渴，安五脏，通结气滞胸中。红痰[24]，痰中有血脓也。

泽兰行损伤之血，紫草制痘疹之偏。

泽兰**味苦**、甘，**微温**。无毒。消四肢浮，攻痈肿，排脓。

紫草**味苦**，**寒**。无毒。通九窍，退肿，通淋。

石韦透膀胱之便，防己治风热拘拳[25]。

石韦**味苦**、甘，**平**。无毒。去热除邪。临用，刷去毛，不然令人咳嗽不已。

防己**味辛**、苦，**平**，温。无毒。治水肿、风肿，退产[26]，止嗽。

肉豆蔻补脾治痢，犹调冷泻；款冬花洗肝明目，劳嗽宜遵。

肉豆蔻，用麵裹煨熟。味辛，温。无毒。解酒，消食，调中，兼治霍乱。

款冬花**味辛**、甘，**温**。无毒。定喘消痰。

淫羊藿即仙灵脾，补肾虚兴阳绝不起；补骨脂名破故纸，扶肾冷绝梦泄[27]精残。

淫羊藿**味辛，寒**[28]。无毒。主治冷风劳气。

补骨脂味辛，大温。无毒。主血气劳伤。

禁惊热，杀疳虫，芦荟俗呼为象胆；解风缠，宣痘毒，牛蒡元来号鼠粘。

芦荟味苦，寒。无毒。以其味苦，故名象胆。主癫痫、疳、痔。

牛蒡，一名恶实，又名鼠粘。明目，消疮毒、手足筋挛。味辛，平。处处有之。

海藻、海带一般，疝气、瘿瘤同有效；水萍虽分三种，热风、隐疹并权衡[29]。

海藻，洗去咸味，焙干用。**味苦**、咸，**寒**。无毒。

水萍有三种[30]。止渴，治火疮，通小便，消水气。**味辛**、咸，**寒**。无毒。

艾叶可生可熟，漏血安胎，呕吐、衄红还可止；阿魏有真有假，杀虫破积，传尸亦可保天年[31]。

艾叶，处处有之。味苦，温。无毒。生者治下痢，止呕血，取汁用之。熟者治漏血。可为丸。灸百病。

阿魏味辛，平。无毒。难得真者。气极臭，而能止臭气。

败酱，妇人产后用；酸浆，催产易于生。

败酱**味苦**、鹹，**平**。无毒。因作败腐豆酱[32]气，故名败酱。陈良甫[33]作《妇人良方》说是"苦荞菜"。仲景方治肠痈[34]。

酸浆**味酸**，**平**，寒。无毒。处处有之，即酸浆草也。主热，除烦，通淋，止崩。产难、胎衣不下者，若吞其实，即出。

茴香治霍乱转筋，更通肾气；昆布消瘿瘤结硬，水肿为先。

茴香，一名怀香子，味辛，平。无毒。开胃调中，得酒良。

昆布味鹹、酸，性冷寒。无毒。与海藻同科。治瘿瘤。

百部除肺热、久年劳嗽；天麻逐诸风、湿痹拘挛。

百部味苦，微寒。无毒。治疥癣，去风。

天麻味辛，平。无毒。益气强筋。苗名赤箭。

牡丹可行经下血，地榆止血痢宜然。

牡丹**味辛**、苦，**寒**。无毒。止痛除邪气，疗惊痫、中风，续筋补骨，破痈。

地榆**味苦**、甘、酸，**微寒**。无毒。恶麦门冬。止痛排脓，治金疮、女人带下良。

香附、缩砂消食化气，煖胃温脾，皆妇人要药；狗脊、萆薢扶老补虚，腰疼脚弱，与湿痹牵缠。

香附子即莎草根，味甘，微寒。无毒。处处有之。

缩砂，去皮取仁用，味辛，温。无毒。止泻痢。炒过，除妊娠妇腹痛。

狗脊**味苦**、甘，**平**，微温。无毒。

萆薢，川中者为道地。**味苦**、甘，平。无毒。

红花本能行血，白藓疮疥利便。

红花，《本草》[35]作红蓝花。味辛，温。无毒。主产后血晕昏迷。可作臙脂。治小儿聍耳[36]。

白藓皮**味苦**、鹹，**寒**。无毒。除疸，通淋，主风瘫手足不举，调经水，疗阴痛。

风寒湿痹，肾冷与遗精，当知石龙芮；劳热骨蒸，兼儿疳、惊、痢，须用胡黄连。

石龙蒟**味苦**，**平**。无毒。畏蛇蜕、茱萸。平胃气，主关节不通。

胡黄连味苦，平。无毒。折断起烟尘者是。

白茅花能止吐、衄血，玄胡索可截腹、心疼。

白茅根**味甘**，**寒**。无毒。处处有之。通血，除烦渴，治淋，利小便。花，止吐、衄血。茅针[37]捣敷金疮，良。

玄胡索味辛，温。无毒。治女人月水不下，行肾气。

甘松香^[38]浴体令香，专辟恶气；使君子乃医虫药，疳泻如仙。

甘松味甘，温。无毒。下气，治心腹痛。

使君子用热灰中，和壳炮，去皮、壳，取肉用。味甘，温。无毒。因郭使君用此，因名使君子。

斯乃称为中品，是诚药性钩玄。

注：

[1]逐痹风湿：即逐风湿痹。按因乾姜味辛性温，亦能治寒痹。

[2]呕家：经常发生恶心、呕吐的人。

[3]解酲：消除酒醉后的病态。解：消散，解除。酲：音chéng，病酒，酒醉醒之后困乏如病。

[4]关格：此指大便不通（名"内关"）与小便不通（名"外格"）同时并见的病变。

[5]宣癃：宣通小便。

[6]按：瞿麦为石竹科植物瞿麦或石竹的带花全草，现均以全草入药。其蒴果长圆形，外表皱缩，顶端开裂。其种子黑褐色，扁圆形。

[7]实：即栝蒌实，为葫芦科多年生宿根草质藤本植物瓜蒌的成熟果实，又称全瓜蒌。味甘，寒。通胸痹，消痈肿，润肺化痰。

[8]子：即苍耳子，为菊科一年生草本植物苍耳的成熟带苞片的果实。甘、苦，温。有小毒。功能发汗，散风，去湿。主要用于治疗风寒头痛，鼻渊，痹痛拘挛。

[9]叶：指苍耳叶，苦、辛，寒。有毒。功能祛风散热，解毒杀

虫。风缠：指风邪久治不去。

[10]人面疮：此指贝母能治人面疮。

人面疮：指生于肘膝部位的一种疮疡，溃后疮面如人面．故称"人面疮"。按骨关节结核、化脓性关节炎等骨关节疾患化脓后，穿溃皮肤可形成此种病症。

[11]按：白薇能清热凉血，治疗热淋、血淋及产后血虚发热、恶露不下。

[12]风狂：此指血少而阳气独上，以致动风发痉，眩晕，血厥等病证。

[13]按：麻黄为麻黄科植物，其叶对生于茎节处，但已退化成膜质，鞘状，很小。发汗当取麻黄茎枝入药。

[14]时行：指季节性多发病，即时令病。

[15]见"卷之三目录"注。

[16]贵乎：贵于。

[17]蜀中：指四川。蜀，四川地域之别称。

[18]见"卷之三目录"注。

[19]烈似：酷似。

[20]温，大热：见"卷之三目录"注。

[21]婺州：隋·开皇年间置州，明改为金华府，府治在今浙江省金华县。婺，音 wù。

[22]见卷二"主治指掌"注。

[23]本性：根本属性。一指疾病的真实属性，一指病人的平素体质属性。

[24]红痰：原作"红涎"，为与前文相应，据改。

[25]拘拳：拘挛屈曲。拳：此通"踡"。

[26]退产：即下胎。按防己乃下焦血分药，擅走下行，通窍，利道，故能下胎。

[27]绝梦泄：断绝梦泄，按即彻底治愈梦泄。

梦泄：即梦遗，因梦中色情而遗精。

[28]按：淫羊藿为小檗科多年生草本植物淫羊藿、箭叶淫羊藿、心叶淫羊藿的茎叶。当今认为淫羊藿辛、甘，温。

[29]权衡：平，平正。

[30]按：水萍今多称"浮萍"，为浮萍科浮于水面的细小草本植物，主要有紫背浮萍（紫萍）、绿背浮萍（青萍，又称浮萍）。广东、广西用天南星科浮水草本植物大藻，与大部地区应用的浮萍不同。

[31]按：此句意思是即使患传尸，亦可治愈，而保持患者的天年。

[32]酱：原作"浆"，据陶弘景《本草经集注》改。见《政和本草》卷八·草部中品之上。

[33]陈良甫：即陈自明，南宋时代医学家，临川（今江西抚州）人，任建康府明道书院医学教授，撰《妇人大全良方》等书。熊宗立在此基础上作《妇人良方补遗大全》。

[34]肠痈：原作"腹痈"，今据《金匮要略·疮痈肠痈浸淫病脉证并治》篇"薏苡附子败酱散"条改。

[35]《本草》：在此为《神农本草经》的简略称呼。

[36]聤耳：指耳中流出黄色脓液的耳疾。有虚、实不同证候，实证多因湿热或肝胆郁热，虚证多因肾阴亏损，虚火上炎。化脓性中耳炎属于此病。聤：音 tíng。

[37]茅针：白茅针为禾本科植物白茅的初生未放花序。

[38]甘松香：败酱草科植物甘松香的根茎。原作"甘松青"，今

据改。

草 部 下

明 · 熊宗立　著

王今觉　王嫣　点校注释

因知性甘大热，附子、乌、雄可回阳而逐冷，祛风湿而建中。

附子团圆平坐，重一两以上者佳。主心腹冷痛，攻咳逆，破癥结，堕胎，止痢，除风寒湿痹，强阴道[1]。

乌头与附子同种，以原种之母为乌头。破积，除寒湿及中风邪、恶风，堕胎，攻腹痛，消积饮。

天雄，似附子但广，身长三四寸许，有鬣，性烈一如乌、附。逐痹，除风，助阳。

附子、乌、雄味并**辛**、甘，**温**，大热。有毒。出建平，故名三建[2]。

半夏止吐去痰，有毒，必须姜制；大黄通肠涤热，快骏，因号将军。

半夏**味辛，平**。生微寒，熟温。并有毒。五月夏至生，故名半夏。健脾止呕，去痰涎。熟令人下，生令人吐，合生姜和煎，方制其毒。

大黄**味苦，寒**。无毒。黄芩为之使。无所畏。宣气消痈，除结热，通瘀血，荡燥尿，推旧致新性至快。

木贼、青箱开眼翳，羊蹄、鹤虱杀三虫。

木贼味甘、微苦。无毒。攻积块、肠风下痢，止女人赤白崩带。

青箱子**味苦，微寒**。无毒。即白鸡冠花子。主皮肤热，泻肝热，去风除瘙痒，杀虫。

羊蹄，俗呼为秃菜根。**味苦，寒**。无毒[3]。攻疥癣，治女人阴蚀疮、痔，杀诸虫。

鹤虱味苦，平。有毒。即火枕草。主蛔虫咬心痛。

与甘草相刑，甘遂能消肿破癥；大戟通利水道，兼除虫毒。与乌头相反，白蔹治肠风痈肿；白及破痈疽，并合跟轵[4]。

甘遂、大戟味并**苦、甘，寒**。有毒。治病之功，不相上下。故并反甘草。

白蔹与白及味并**苦、辛、甘，平**。无毒。同反乌头。疗疾，大同小异。

风攻皮肤，羊踯躅；热主嗽喘，马兜铃。

羊踯躅**味辛**，有毒。羊误食其苗叶，则踯躅[5]而死，故得名。消虫毒，攻诸痹、贼风。

马兜铃味苦，寒。无毒。治肺热、咳嗽喘促兼瘘疮、血痔。其根名土木香，又曰青木香。结子如铃状，故名兜铃。

刘寄奴破血行经，金疮最妙；续随子消癥荡滞，虫毒尤攻。

刘寄奴味苦，温。治汤火伤及金疮最妙。因刘裕[6]小名寄奴，取此草以疗金疮得效，故名。

续随子即联步，味辛，温。有毒。最治蛇伤。

祛风逐痰，白附子；刮磨肠垢，白头翁。

白附子味甘、辛[7]，温。无毒。能行药势，主心疼、腹痛。

白头翁，处处有之，谓之老公鬚。根有白茸，故名之。仲景以此专治温疟，又治金疮、衄血。

何首乌久服延年，可消疮肿；骨碎补折伤克效，及耳鸣、聋。

何首乌味黄、涩，微温。无毒。昔有老人姓何，见藤夜交，遂采取根食之，白髮变黑，因此名之。

骨碎补味苦，温。无毒。一名猴孙姜。根生绿树上，能补骨碎折伤，因名之。

泻肺消痰，下水去浮，葶苈子；通经散肿，开喉明目，射干功。

葶苈**味辛**、苦，**寒**。无毒。生道旁，处处有之。有甜、苦二种。

射干**味苦，平**。微温。无毒。[8]一名乌扇，俗曰仙人掌。

常山吐涎、截疟，莨菪止搐、拦风。

常山**味苦**、辛。有毒。形如鸡骨者良。苗名蜀漆。

莨菪子，处处有之。味苦，辛。有毒。一名天仙子。虽云有毒，得甘草、升麻即解。

连翘除心热，破瘿瘤，堪行月水；桔梗泻肺痈，清喉痛，止嗽宽胸。

连翘**味苦**，**平**。无毒。分大、小二种[9]。利小便，专治痈疽、发背。

桔梗**味辛**、苦，微寒。有小毒。又有一种名苦梗，药性相同。

海金沙用日中收，攻伤寒热病；穀精草从田中采，破翳膜遮睛。

海金沙，俗名竹园荽，处处有之。收金法：以纸衬之，日中晒热，以杖击之，其枝叶自然有沙落纸上，旋[10]收之。专利小便。得蓬砂、栀子、马牙硝最良。

穀精草，一名穀槌草，又曰带星草，生田中。味辛，温。无毒。治咽喉痹，止齿痛。

紫河车即蚤休，痈疮至圣；商陆根名樟柳，退肿之宗。

紫河车名金线重楼，**味苦**，**微寒**。无毒。主治癫痫惊热。

商陆**味辛**、酸，**平**。有毒。赤白二种。白者消水肿，根如人形者有神。赤者不入药。

藜芦为疮疥之药，贯众杀寸白诸虫。

藜芦**味辛**、苦，**寒**。有毒。俗名山棕[11]。反细辛、芍药。可吐风痰。不入汤药。专主疥、虫、疮伤。

贯众**味苦**，**微寒**。有毒。治金疮，破癥结，止鼻红。

草蒿一本作青蒿，灭骨蒸劳热；旋覆花草名金沸，钝痰嗽之锋。

草蒿**味苦，寒**。无毒。处处有之。根、苗、子、叶皆入药，但各自有用。用子勿用叶，用根勿用苗，四者若齐用，则有损无益。得童便浸，尤良。亦可煎汤，洗疮除疥虱。

旋复花**味鹹**、甘，**温**，微冷。有小毒。通膀胱水，去风湿．止呕。

蓖麻子善主催生，捣膏敷脚板[12]；威灵仙能消骨鲠，熬汁灌喉咙。

蓖麻子味甘、辛。有小毒。疮痒：研，筚油[13]，搭傅。水癥：研服，良。

威灵仙味苦，温。无毒。主宣气去冷，消痰，疗折伤，治诸风。

马鞭草能通月水不行，破癥瘕之癖[14]；葫芦巴好补元阳肾冷，蠲疝气之癃。

马鞭草味甘、苦，寒。有小毒。其草穗类鞭鞘，因名之。俗谓之铁扫帚。治温蛊[15]、阴疮。

葫芦巴得茴香、桃仁同用，逐膀胱疝气；得硫黄、附子同用，专补肾经。

萱草治淋，孕带其花生男子；灯心去热，烧灰善止夜啼童。

萱草，一名鹿葱[16]，其性凉而无毒。处处有之。孕妇佩带其花即生男子，故又名宜男草。

灯心性凉[17]。破伤处捣敷，良。

山豆根疗咽痛、头疮、五痔；金星草治丹毒、发背、诸痈。

山豆根味甘，寒。无毒。消肿毒，止热嗽。

金星草至冬时则背有黄星，点点成行。味苦，寒。无毒。解硫黄毒。

狼毒驱九种心痛，豨莶扫湿痹诸风。

狼毒**味辛，平**。有大毒[18]。陈[19]而沉水者良。主咳逆，治虫、疽、瘰、结痰。

豨莶即火枚草，味苦，寒。有小毒。形似鹤虱。昔有知州张咏，尝进此方治诸风。

夏枯草最治头疮，瘰疬、瘿瘤同可觅；天南星专能下气，风痰、脑痛止怔忡。

夏枯草至夏即枯，故名。**味苦、辛，寒**。无毒。

天南星，处处有之。味苦、辛。有毒。散血，堕胎，消痈肿。

退肿消风，牵牛子第一；诸疮解毒，山慈姑最雄。

牵牛子，炒过用。味苦，寒。有毒。处处有之。下气通肠，利大小便，堕胎，专治腰疼脚痛。

山慈姑即鬼灯檠，又名金灯花。疮肿、痈疽、瘰疬，消毒良。

仙茅伸风者^[20]之脚挛，补虚坚骨；苎根凉小儿之丹毒，安护胎宫。

仙茅味辛，温。无毒。治虚劳，逐冷气，益阳坚骨，生长精神。

苎根^[21]补血安胎，止渴，兼小儿丹毒。

茵芋理热寒似疟，屋游断齿衄之踪。

茵芋^[22]**味苦，温**。有毒。止心腹痛，通关节，主风寒湿痹。

屋遊即瓦上青苔，味苦，寒。无毒。逐膀胱水，止皮肤寒热。

按本草编成斯赋，发医家、初学童蒙。

注：

[1]：阴道：此处指房事。

[2]"出建平，故名三建"：原作"出三建，故名建中"，今据明·王文洁《新刻太乙仙製本草药性大全》万历间（1573～1619）书林积善堂梓行本改。此因附子、乌头、天雄三种药并出建平，故谓之三建。建平：三国时吴国置建平郡，隋代改为巫山县，今属四川省。

[3]按：羊蹄为蓼科植物羊蹄或尼泊尔羊蹄的根。有小毒。功能清热通便，利水，杀虫，止血。

[4]跟皲：足跟皲裂。皲：音 jūn，皮肤冻裂。

[5]踯 zhí 躅 zhú：踏步不前而不安。

[6]刘裕：南朝·宋武帝，字德舆，小名寄奴，彭城人。幼年家贫，后为东晋将领，统一江南，公元 420 年废晋帝，建立宋朝，与北

魏形成南北对峙局面。

[7]见"卷之三目录"注。

[8]射干：为鸢尾科植物射干的根茎。苦，寒。有小毒。功能降火解毒，散血消痰。

[9]按：此指连翘的近成熟果实（青壳）和成熟后的果壳（老壳）。

[10]旋：立刻，即刻。

[11]山棕：原作"山椶"，即山棕榈。椶：音 zōng，为椶别字，椶亦作棕，为棕榈的省称。

[12]脚板：原作"脚版"，方言，即脚掌。

[13]笮油：榨油。笮：音 zé，压榨。

[14]癖：音 pǐ，腹有积聚而成块的疾病。

[15]温蠤：局部湿热红肿的蠤疮，多发于下部，症见湿热下注、浸淫瘙痒。蠤：古人认为系"虫食病"，即由于"虫食"而致病。

[16]鹿葱：原作鹿茐，据《图经本草》改，见《政和本草》卷十一·草部下品之下。

[17]按：灯心草为灯心草科多年生草本植物灯心草的茎髓。味淡，性凉。功能清心热，除烦利水。

[18]按见"卷之三目录"注[32]。

[19]陈：原作"陆"。按"陆而沉水"即指"陆沉"而言，本为无水而沉，喻隐士，后引申为埋没，今据宋·《图经本草》改。因狼毒乃"六陈"药之一，陈久而沉于水者质佳。见宋·《政和本草》卷十一·草部下品之下。

[20]风者：即风家。指易患风病及久患风病的人。风，包括内风与外风。外风，亦称风气，即外感六淫之邪，但风邪易与寒邪、湿邪相结合为病。内风，则由脏腑功能失调，气血逆乱而致病。按因仙茅

辛温，所治证候当属寒证方宜。

[21]苎根：即苎麻根，为荨麻科植物苎麻的根。功能清热，解毒，散瘀，止血。苎：音 zhù。

[22]茵芋：为芸香科植物茵芋的茎叶。苦、辛，温。功能除湿通痹，止痛，强腰膝。

珍珠囊补遗药性赋卷之三终

珍珠囊补遗药性赋卷之四

明·熊宗立　著

王今觉　王嫣　点校注释

木　部

岂不以劳伤须桂肉，敛汗用桂枝，俱可行经、破癖，炒过免堕胎儿。

桂，味甘、辛，大热。有小毒。得人参、熟地黄、紫石英良。畏生葱。

五痔、肠风称槐角，疮疡、杀疥羡松脂。

槐角、实味酸、鹹，寒。无毒。今处处有之。除热气，主火烧疮。皮[1]，灌漱风疳齿。

松脂**味苦**、甘，**温**。无毒。处处有之。道家服饵，轻身延年。

松实味甘，温。无毒。可供果品。叶与根白皮味苦，温。无毒。主辟穀不饥。松节，温，治历节风。

柏叶止衄、吐、崩；要安脏镇惊，去壳取仁於柏子。枸杞益阳、明目；退虚劳寒热，须用其根地骨皮。

柏叶，味苦，微温。无毒。四时各依方向采取，阴乾用。

柏白皮，主火烧烂疮。

构杞**味苦，寒**；根，大寒；子，微寒。无毒。处处有。惟泉州[2]出者佳。

茯苓有赤、白二种，赤者通利小便，白者可补虚定悸；乾漆有生、熟两般，生则损人肠胃，炒熟通月水愆期。

茯苓**味甘，平**。无毒。多年松根之气薰灼而生，有赤、白二种，并除寒热，止渴，消痰，而赤者专主利小便、分水谷；白者专补虚定悸。

乾漆**味辛，温**。有毒。须炒熟用，则无毒。去癥，续骨，杀虫，除心气血痛[3]。

茯神则健志收惊，开心益智；琥珀则镇心定魄，淋病偏宜。

茯神即茯苓抱根所生者，用须去心中木。味甘，平。无毒。多益心、脾、主风虚。

琥珀味甘，平。无毒。是松脂入地中，年多则化成。

职掌虚烦，敛汗必须酸枣；性行通利，消浮当用榆皮。

酸枣仁**味酸，平**。无毒。安五脏，除风痹，能坚骨补中，宁心定志。

榆皮**味甘，平**。无毒。性滑，通行大、小便，消浮肿，治小儿白秃，下妇人胎元。

攻赤目，清头风，坚齿轻身蔓荆子；敛金疮，除腰痛，治风桑上寄生枝。

蔓荆子**味苦**、辛，**微寒**，温。无毒。通窍关，去寸白虫[4]，除筋骨中寒热。

桑寄生，一名寓木，**味苦**、甘、平。无毒。并治崩中，补内伤，胎前、产后皆宜用。

泻痢有功，诃黎勒同名诃子；头眩鼻塞，木笔花乃是辛夷。

诃子味苦，温。无毒。开胃进食，消痰治崩漏及肠风下血，兼主贲豚冷气。

辛夷**味辛，温**。无毒。处处有之。南人谓之迎春木，久服轻身耐老。二月开花，色白带紫，花落无子，至夏后开。花初出如笔，故北人呼为木笔花。主头眩、鼻塞最良。

乌药主宽膨顺气，没药主跌折金疮，血气相攻、诸疼共理；秦椒能明目通喉，蜀椒能涩精止癣，温中下气，风痹同医。

乌药味辛，温。无毒。处处有，惟天台[5]产者为胜。俗名旁箕。主心腹痛，补中益气，攻翻胃，利小便。

没药味苦，平。无毒。按徐表《南州记》，生波斯国[6]，是彼处松脂[7]也。破血止痛，为产后最宜。推陈致新，理内伤良。

秦椒**味辛**，生温，熟寒。有毒。攻腹痛，治风邪，温中除痹，醋煎灌嗽牙疼。

蜀椒，去闭口者。**味辛**，大热。有毒。出成都。逐冷风。核名椒目，利水道。

牙痛、乳痈求莽草，肠风、崩带索棕榈。

莽草[8]为臣，性有毒。味辛，温。善开喉痹，理诸疮、瘰疬。

棕榈[9]性平。无毒。止痢养血，消鼻洪。用，烧存性，入药。

巴豆破结，宣肠，理心膨、水胀；芫花消浮逐水，擊瘤痔当知。

巴豆**味辛，温**。生温，熟寒。生巴郡[10]，故名巴豆[11]。性急，通利，因名江子。用，去皮心膜及油，然后可。畏大黄、黄连。

芫花**味辛**、苦，**温**。有小毒。治咳逆、喉鸣、痰唾、腰腹心痛。

木鳖治疮疡、腰痛有准，雷丸杀三虫、寸白无疑。

木鳖子其形似鳖，故名。味甘，温。无毒。治乳痈、肛门肿，兼折伤。

雷丸**味苦**、鹹，**寒**。有小毒。白者良，赤者有毒，能杀人。

养肾除风石楠叶，嗽牙洗目海桐皮。

石楠叶**味辛**、苦，平。有毒。利皮毛、筋骨病。

海桐皮味苦，平。无毒。主痢，除疥虱，治风痹痛。

牡荆子酒擂敷乳肿，郁李仁荡[12]浮肿四肢。

牡荆子味苦，温，无毒，即黄荆。今官司用作笞杖[13]。处处有之。主头风目眩。

郁李仁**味酸，平**。无毒。俗名唐棣。通关格，去浮肿。根皮治齿痛、风蛀。

密蒙花总皆眼科之要领，苏方木专调产后之血迷[14]。

密蒙花味甘、辛，微寒。无毒。

苏方木味甘、咸，平。无毒。专能破血，消痈及扑损。

楮实补虚明眼目，叶洗疹风，树汁[15]纠涂癣疥；竹皮刮下止呕吐，叶解烦躁，烧沥御风痰。

楮实味甘，寒。无毒。主涂水肿及阴痿不起。

竹皮多种。取皮止呕吐者，南人呼为江南竹，味辛，平。甘，寒，无毒，肉薄，今人取作竹沥者，又谓之淡竹，其叶解烦，除咳逆。今方中用淡竹叶，又是一种，丛小，叶柔，微有毛，其根生子如麦门冬。

樗白皮止痢断疳，叶汁洗疮除疥虱；胡桐泪杀风牙蛀，膨脖胀满吐堪施。

樗白皮与椿白皮性同良。但樗木臭，椿木香，味苦，有毒，樗木根、叶俱良[16]。南北皆有之，两木最为无用[17]。俗呼作"虎目树"。

胡桐泪味咸，寒。无毒。形似黄矾，得水便消，如硝石也。

结胸，散痞宽膨，逐水调风宜枳壳；烦闷，通淋解热，赤眵、黄疸用山栀。

枳壳味苦、酸，微寒。无毒。能攻痔瘘，消痃癖。

山栀**味苦，寒**。无毒。生于山间者为山栀，人家园圃种莳者为黄栀，形肥壮，可染物。惟紧小者为山栀，方可入药。

槟榔攻脚气，杀三虫，宣通脏腑；厚朴乃温中，除霍乱，膨胀堪调。

槟榔味辛，温。无毒。生海南。向日曰槟榔，形尖如鸡，心者良；向阴曰大腹子，平坐如馒头。槟榔下气除风，宣利脏腑，逐水，消痰，破结。

厚朴去粗皮，姜汁炒过，**味苦，温**。无毒。须用中厚、有紫油者佳。通经下气，厚肠胃，消谷食，安腹中虫。

猪苓消渴利溲[18]，治伤寒、中暑；龙脑清头明目，主惊搐小儿。

猪苓**味甘、苦，平**。无毒。生土底[19]，皮黑作块似猪粪，故名。治咳疟，消肿利水，止遗精。

龙脑味辛、苦，微寒；一云温，平。无毒。其香[20]透顶，攻耳聋，消风气，通九窍，即梅花片脑。若服饵过多至一两许，则身冷如醉，气绝，而非中毒，盖性寒故也。

明目凉肝解热，毋遗黄蘗；磨癥下乳行经，

休缺紫葳。

黄蘗，俗作黄柏，**味苦，寒**。无毒。除血痢，去黄疸，治痈疮，祛脾胃热，治女人热崩。

紫葳花，一名凌霄花，味鹹，**微寒**。无毒。处处有之。治风热毒及痫症。

杜仲坚筋、补损伤，兼主肾虚腰脊痛；卫茅杀鬼、决经闭，阴人崩带也能医。

杜仲**味辛**、甘，**平**。无毒。折断多白丝，用姜汁和炒去丝，良。除风冷，强心志。

卫茅即鬼箭羽，**味苦，寒**。无毒。攻腹痛，破癥结。

痈肿癥瘤凭虎杖，杀虫砥痔问芜荑。

虎杖，俗名班杖。根微温；味甘，平。[21]无毒。治伤损，消疮毒。

芜荑**味辛**，平。无毒。逐冷，除心痛，兼治皮肤骨节风，杀疥虫，治癣，攻肠风。

蕤仁捣膏点眼科，辄除热赤；皂荚为末搐鼻嚏，应释妖迷[22]。

蕤仁**味甘，温**。微寒。无毒。通结气、鼻洪。

皂荚**味辛**、鹹，**温**。有小毒。亦有数种，或长至一、二尺者。惟如猪牙者良。消痰除嗽，涂肿痛，去头风。

没石子主痢生肌，染乌黑髭髮；益智子涩精益气，止小便多遗。

没石子即无食子，味苦，湿。无毒。出西番^[23]。用有窍者良。治阴疮、阴汗。

益智子味辛，温。无毒。安神定志，故谓之益智。

川楝子号金铃，冷气膀胱能作主；五倍子名文蛤，肠风五痔效端殊。

川楝子**味苦，寒**。有小毒。处处有之。蜀中者良。根皮最杀蛇虫。

五倍子味酸，平。无毒。除齿䘌^[24]及疮脓，亦可洗眼，去风热。

吴茱萸下气消痰，提转筋霍乱；山茱萸添精补肾，治风痹无疑。

吴茱萸**味辛，温**，大热。有小毒。处处有之。除咳逆，逐邪风，主脚气攻心。

山茱萸，一名石枣，**味酸，平**，微温。无毒。疗耳聋，调女人月水。

桑白皮泻肺，补虚益气；大腹皮通肠，健胃开脾。

桑白皮**味甘，寒**。无毒。即桑树根皮。利水道，消浮肿，杀寸白虫。

大腹皮，即槟榔、大腹子之皮，微温。无毒。专下气，分冷热，攻心痛。

金樱子、冬青子，养精益肾轻身，调和五脏，苏合香、安息香，辟恶去虫杀鬼，虫毒消除。

金樱子味酸、涩，平，温。无毒。[25]采实，捣汁熬膏，久服轻身奈老。

冬青子，又名女贞实，**味苦，平**。无毒。治病与金樱子同功。

苏合香味甘，温。无毒。油能辟恶，除温疟，久服令人不生梦。

安息香味辛、苦，平。无毒。辟邪，暖肾，止遗泄。

秦皮洗眼磨昏，男子添精，妇人收带下；黄药通喉豁痹，蛇伤取效，医马是神枢。

秦皮**味苦**，寒。无毒。治风寒湿痹。

黄药味苦，平。无毒。治恶肿。

苦菜主头疼、痢生腹痛，同姜煎服；钩藤蠲瘛疭[26]、儿生客忤[27]，胜祷神祇[28]。

苦菜即茶茗，味甘、苦，微寒。无毒。除痰下气，消宿食。

钩藤味甘、苦，平，微寒。无毒。[29]其形如钩，故得名。舒筋活血。

止痛生肌麒麟竭，舒筋展痹五加皮。

麒麟竭，一名血竭，味咸，平。无毒。除血晕。

五加皮**味辛、苦**，温，微寒。无毒。治风寒湿痹，止心痛，益精神，通疝气，治阴疮。小儿幼小不能行，服之良。

丁香下气温中，能益脾止痛；沉香调中顺气，疗痛绞心岐[30]。

丁香味辛，温。无毒。散肿除风，更治齿痛风牙。

沉香味辛，温。无毒。疗肿除风，去水，止霍乱转筋，壮元阳，辟恶气。

檀香、藿香止霍乱吐呕，痛连心腹；乳香、枫香专消风止痛，疮毒流离。

檀香性热[31]。无毒。消风肿、肾气攻心[32]。

藿香味辛，微温。去恶消肿，治吐逆。

乳香味辛，热。微毒。[33]辟恶除邪，补精益肾，治诸疮，攻血气。

枫香：风树脂，即白胶香也。治隐疹风搔、齿痛，去虚浮水气。味辛，平。微有毒。

竺黄理天吊[34]，止惊风，更会清心明目；胡椒能下气，逐风冷，兼除霍乱昏迷。

天竺黄味甘，寒。无毒。生天竺国[35]，故名。

胡椒味辛，温。无毒。去痰止痢，治心腹卒然作痛。

此木部之药性，为后学之绳规。

绳规，为方圆之器也。

注：

[1]皮：指槐白皮，据唐·《药性论》。见宋·《政和本草》卷十二·木部上品。按槐白皮为豆科植物槐的树皮或根皮的韧皮部。苦，平。无毒。功能祛风除湿、消肿止痛。

[2]泉州：隋置，治所闽县（今福建福州），明代为泉州府，府治

在晋江。

[3]气血痛：此指气滞血瘀作痛。

[4]寸白虫：即蛲虫。

[5]天台：指浙江天台。按台乌即天台乌药，为樟科植物常绿灌木乌药的根，系乌药之上品。

[6]波斯国：今伊朗。

[7]按：没药为橄榄科植物没药树茎干皮部渗出的胶状树脂。

[8]莽草：木兰科植物狭叶茴香的叶。

[9]棕榈：为棕榈科植物棕榈的叶柄基部（叶鞘）的棕毛（纤维）。苦、涩，平。功能收涩，止血。

[10]巴郡：秦置，范围相当于今四川重庆市、南充、达县、奉节、彭水、涪陵一带。

[11]巴豆：为大戟科常绿乔木巴豆树的果实。

[12]荡：音 dāng，涤除，消除。按此句即郁李仁可消除四肢浮肿。

[13]笞杖：施行笞刑的刑具，系以荆条制成的鞭杖，大头直径约 1 厘米，小头 0.6～0.8 厘米。笞刑即以此鞭杖抽打犯人。笞：音 chī，用鞭、杖、竹板抽打。

[14]产后之血迷：即产后血晕，此因产后气血骤虚，恶露不下，内有停瘀，上攻心胸所致。主要表现为分娩后忽然头晕，昏迷，不省人事。

[15]树汁：原作"树生"，今据《政和本草》卷十二·楮实"皮间白汁疗癣"改。

[16]按此从唐·《新修本草》。见宋·《政和本草》卷十四·木部下品。

[17]无用：原作"无鬼"，今据宋·《图经本草》改。见《政和本草》卷十四·木部下品。

[18]利溲：通利回旋之水液，即利水、利尿。溲：回转之水流。按人体水液本当下流，若回流则形成水湿潴留与水肿，故利溲即利水消肿之意。

[19]土底：距地面较深之处。按猪苓多寄生于地下30厘米左右的桦树、枫树、柞树等树木的根上。

[20]香：原作"名"，据明·罗必炜校正《鼎刻京板太医院校正分类青囊药性赋》改。

[21]见"卷之四目录"注。

[22]妖迷：此为旧说。皂荚为末搐鼻，可治疗突然中风昏迷不醒；亦可治疗头风、头痛暴发欲死。

[23]西番：此指位于我国西部的国家。按没石子主要产于今土耳其、伊朗、希腊等国。

[24]齿䘌：指牙齿蛀空疼痛的疾病，亦称齿齲（qǔ）、齲齿、齿蠹。

[25]按"味酸，平。无毒。"出宋·《开宝本草》。"涩，温"，从沈存中（沈括）。俱见《政和本草》卷十二·木部上品。

[26]瘛疭：即抽风。手足搐搦，抽动不已。瘛：音 chì，筋脉拘急抽缩。疭：音 zòng，筋脉缓纵而伸展。

[27]客忤：指小儿突受惊恐，啼哭不止，面色改变，甚至转侧难眠、手足瘛疭，状似惊痫但目不上窜。可伴呕吐、腹泻、腹痛等症状。多见于神气虚弱的小儿。每由骤见生人、异物，闻异声，风痰相搏而发病。

[28]神祇：天地之神。

[29]见"卷之四目录"钩藤注。

[30]痛绞心岐：指心腹绞痛。岐：音qí，物两为岐。心岐：指心与心口部位（胃脘部）。

[31]按檀香为檀香科植物檀香的心材。辛，温。

[32]肾气攻心：按此指由于肾阳不足，寒气上逆，累及心脏；或肾虚水泛，寒水上攻，以至肾病及心。

[33]按乳香为橄榄科植物乳香树的树脂，味苦、辛，性温。

[34]天吊：又作天钓，为婴幼儿的抽搐病症，属于惊风范畴。临床以高热、惊厥、头目仰视为特征。

[35]天竺国：印度的古称。

人　部

看方犹看律，意在精详；用药如用兵，机毋轻发。草木之性既陈，人物犹宜立诀。

律，法度也，齐之以刑。用药犹将兵，谓医者乃人之司命。

天灵盖最主传尸，久病虚劳，热蒸在骨。

天灵盖乃死人顶骨十字解者，此骨是天生，盖压一身之骨筋。阳人用阴，阴人用阳。味鹹，平。无毒。主传尸鬼疰人。

热病及阳毒发狂，当求人粪汁；打扑损伤并新产，快索童男溺。

人粪，一名人黄，性寒。无毒。专治天行大热，劳气骨蒸，烧末水服。解诸毒，为末汤调。治热病发狂，绞粪汁饮之。

童男溺，童子小便也，女子者不宜用。主寒热虚劳，头疼温[1]气。

乳汁有点眼之功，裈裆救阴阳之易。

妇人乳汁味甘，平。无毒。能安五脏，悦皮肤。昔张仓尝服，享寿百馀岁。《衍义》云："乳汁治眼之功何多[2]？盖人心主血[3]，肝藏血，肝受血则能视。妇人之血，上为乳汁，下为月水，用以治目，不亦宜乎？"[4]

裈裆即裈裤之当阴处，剪取方圆六、七寸许，烧为末，服。男子病新瘥[5]，而妇人与之交，则男病阴易。女人病新差[6]，而男子与之交，则女病阳易。小腹绞痛，挛手足，目中生花，头重不能举。若不急治，则死。男子病，用妇人裈裆；女人病，用男子裈裆，以水调服。

调诸淋，破瘀血，乱髪元来即血馀；止唾、衄[7]，理肺痿，漩垢便是人中白。

血馀，乃常人乱髪烧灰。**味苦**，微温。无毒。治痈疽及转胞[8]。

人中白即尿桶中澄底垢积之结白者。火上烧灰，最治紧唇及劳热传尸。

《图经》《衍义》无虚，医者可知端的[9]。

注：

[1]温：原作"湿"，今据《珍珠囊指掌补遗药性赋》天启壬戌（1622）钱允治校订本改。

［2］"乳汁治眼之功何多？"：按《衍义》原作"乳汁治眼之功多，何也"。据《政和》。

［3］"人心主血"：按《衍义》原文作"人心生血"。据《政和》。

［4］"妇人……宜乎"句：按《衍义》原文作"上则为乳汁，下则为月水。故知乳汁则血也，用以点眼，岂有不相宜者！"

［5］瘥：音 cuó，病癒。

［6］差：音 chài，病除。

［7］唾、衄：此指咯血、衄血。

［8］转胞：为脐下急痛而小便不通的病症。又称转脬、胞转。多由寒热所迫，或惊忧暴怒，或强忍小便（如忍尿疾走，忍尿入房，忍尿饱食）等因素，致气迫膀胱，膀胱未能及时排尿而发病。

［9］《图经》：指宋·苏颂《图经本草》。

《衍义》：指宋·寇宗奭《本草衍义》。

端的：究竟，委细。

禽 兽 部

盖言走者属兽，飞者属禽。

禽属阳，身轻，故能飞而上。兽属阴，身重，惟能走，不能上飞。

鹿角煎胶补瘦羸，又安胎止痛；麝香辟邪而通窍，安客忤痫惊。

鹿角味苦，辛。依法煎炼成胶及霜，入药用。止泄精、遗尿。

麝香**味辛，温**。无毒。攻风疰[1]，堕胎，救产难。

定魄安魂，牛黄治风痫惊热；生肌止汗，龙骨攻泄痢、遗精。

牛黄**味苦**。**平**。有小毒。除狂躁，治天行。

龙骨**味甘**，**平**，微温。[2]治女子崩，止小便遗沥，疗阴疮。

龙齿镇惊，治癫痫。

牛乳补诸虚，益气通肠，须求羊酪；獭肝开热胀，传尸劳嗽，有验堪凭。

牛乳味甘，微寒，性平。无毒。[3]止渴。

獭肝为君，味辛，温。有毒。[4]凡人素有冷气虚膨者，此二味皆不宜服。

象牙出肉中之刺，熊胆医痔痢之灵。

象牙味甘，平。无毒。生煮汁饮之，利小便；烧末，止遗精；磨屑，傅肉中刺。凡骨鲠者，磨水服即下。更祛劳热，止风痫。

熊胆味苦，寒。无毒。然难分真伪，取一粟许，滴水中，一道如线不散者为真。治天行热疸、诸疳。恶防风、地黄。

羚羊角明目去风，可保惊狂、心错乱；腽肭脐温中补肾，何忧梦与鬼交情。

羚羊角**味**鹹、苦，**寒**。无毒。可活胎易产，益气安心，辟邪。

腽肭脐味鹹，性热。无毒。主惊痫，消宿血，除疰、癖气[5]。

阿胶止血安胎，兼除嗽痢；犀角凉心解毒，
杀鬼闻名。

阿胶**味甘**，平，微温。无毒。出阿县城北，井水煮取
乌驴皮，以阿井水煎成胶为真。须用一片鹿角同煎，不
尔，不能成胶也。养肝虚、劳极，止四肢酸疼。

犀角**味苦**，酸、鹹，**寒**。无毒。驱风明目，除心热狂
言，又治时行疫疬。

鹿茸益气补虚，男伐[6]泄精，女征[7]崩漏；
虎骨驱邪辟恶，男安风毒，女保胎惊。

鹿茸，用茄形连顶骨者。**味甘**、酸，**温**。无毒。一云
味苦、辛。[8]

虎骨性平[9]，味辛，微热。无毒。[10]治恶疮及风痹
拘挛。

兔头骨主头疼，和水烧灰催产难；牛角䚡治
崩带，烧灰入药效如神。

兔头骨味甘，平，寒。无毒。[11]治头昏痛。

兔骨治热中、消渴。肉不可多食，损人阳气。孕妇食
兔肉，生子缺唇[12]。不可与鸡肉及生姜同食。

牛角䚡味苦、甘。无毒。消血闭，便血，攻冷痢。

瓦雀，肉则益气，卵则强阴[13]，白丁香可溃
痈、疗目；雄鸡，乌者补中，赤者止血，黄雌

腔[14]止遗尿难禁。

瓦雀肉味甘，温。无毒。雀粪直立者名白丁香。

雄鸡肉**微温**。无毒。乌者补中止痛，赤者止血治崩。

诸雄鸡胆，微寒，主目不明。心，主五邪。血，主损伤。肪，主耳聋。肠，主小便数、不禁。肝及左翅毛，主阴痿不起。冠血，能行乳汁。

蝙蝠，《经》[15]名伏翼，能开黑暗青瞑。

伏翼，即蝙蝠别名。**味鹹**，无毒。主淋、目昏。久服则忘忧。粪名夜明砂，可治疳。

药是伐病之斤[16]，医实司人之命。

言医药之治病，犹斧斤之伐木也。

注：

[1]风疰：即风注，指风邪客于荣卫，随气游易，痛无常处的病症。

[2]见"卷之四目录"注。

[3]见"卷之四目录"牛乳注。

[4]按：獭肝为鼬科动物水獭的肝脏。甘、鹹，平。功能养阴，除热，宁嗽，止血。

[5]痃、癖气：即痃气、癖气。

痃气：亦称痃，泛指生于腹腔内的弦索状痞块，多指生于脐旁的条索状物。

癖气：指生于两胁、时痛时止的肿块，或平时寻摸不见、痛时才可触及之肿块。

[6]伐：攻取，征讨。引申为治疗。

[7]征：征讨。引申为治疗。

[8]按"味苦、辛"，见唐·《药性论》。据宋·《政和本草》。

[9]性平：出宋·《嘉祐本草》。见宋·《政和本草》卷十七·兽部中品。

[10]按见"卷之四目录"注。

[11]见"卷之四目录"兔头骨注。

[12]按此说未见文献实例报告。

[13]强阴：此指增强阴道，即增强性欲与性功能。按：瓦雀即文鸟科动物麻雀。雀卵甘、鹹，温。功能补肾阳，益精血，调冲任。

[14]黄脏胵：黄色的脏胵。此指鸡内金。

脏 bì 胵 chī：牛胃，或鸟类的胃。

[15]《经》：此指《神农本草经》。

[16]斤：斧头，斧子。

虫 鱼 部

抑又闻蠢者为虫，潜者为鱼，堪行入药，贵贱何拘。

蠢，动也。潜，澄藏也。

全蝎有毒须当去，能透耳聋，疗诸风惊搐；斑蝥熟炒不宜生，通淋堕孕，宣瘰疬之疵。

全蝎，宜紧小者佳。味甘、辛。须去毒，方可用。

斑蝥去足翅，以米同炒，至米黄色，去米。若生用，即令人吐泻。**味辛，寒**。有大毒。

消水气，去瘿瘤，无如海蛤；安心志，磨翳

障，大喜珍珠。

海蛤**味苦**、**鹹**，**平**。无毒。治浮肿，除咳逆，定喘消烦。

珍珠味寒。无毒。出廉州[1]。主润泽皮肤，悦人颜色。绵包塞耳，治聋。

水蛭吮痈疽，通经破血；田螺去目热，反胃堪除。

水蛭，即蚂蟥蜞。生水中名水蛭，生草中名草蛭，生泥中名泥蛭，并能着人及牛马股胫间咂血。入药当用水蛭之小者佳。此物极难得死，虽炙过经年，得水犹可活。必炒令极黄熟，不尔，入人腹生子为害。

田螺性大寒。无毒。不可多食。其肉傅热疮，壳主翻胃，汁能醒酒、止渴。田中取者为佳。

鼠妇通月闭，利便癃，仲景将来医久疟；䗪虫[2]破坚癥，磨血积，《伤寒》方内不曾无[3]。

鼠妇**味酸**，**温**。无毒。生人家地上，处处有之。

䗪虫名土鳖[4]，**味鹹**，**寒**。有毒。处处有之。

搜瘰疬、惊风，明目、催生称[5]蛇蜕；正㖞斜口、眼，堕胎、点翳捉衣鱼。

蛇蜕**味鹹**、苦，平。无毒。主缠喉风[6]，攻头疮、瘰疬。

衣鱼**味鹹**，温。无毒。今处处有之，多见于书卷中。小儿淋闭，用以摩脐及小腹，溺即通。仍可磨疮。

出箭头入肉，医附骨鼠瘘，蜣螂便是"推车客"；补打扑损伤，疗儿疳、昏目，虾蟆《本草》[7]即蟾蜍。

蜣螂**味鹹**，寒。有毒。疗儿惊、瘰疬、风痫。临用当炙过，勿置水中，令人吐。入药去足翅。

虾蟆肉**味辛，寒**。有毒。主邪气坚瘕、恶疮鼠漏。

杀伏尸[8]、鬼疰[9]、三虫，地龙俗名蚯蚓；正风贼斜喎、肛脱，蜗牛本是蛞蝓。

地龙味苦。无毒。须用白颈者良。伤寒狂热，须煮汁。治痢，消丹毒，用粪。

蜗牛，俗名蜒蚰，处处有之。生沙石垣墙下湿处。亦治背疽，用涎涂抹。

蛴螬点眼翳，杂科割金疮，出肉中刺；蛤蚧传尸堪，止嗽兼补肺，邪鬼咸驱[10]。

蛴螬**味鹹**、甘。有毒。处处有之，以背行反驶[11]于脚。即诸朽木中蠹虫，但洁白者佳。

蛤蚧，一名守宫。功力全在尾梢，人捕之，即自咬断其尾。用，以法取之。行常，一雌一雄相随。入药，亦当用成对者良。

牡蛎固漏血、遗精，补虚主汗[12]；虻虫破癥瘕、血积，经闭通渠。

牡蛎**味鹹**，平，微寒。无毒。主疟疾寒热，除惊恐。

虻虫**味苦，微寒**。有毒。咂食牛马背血者[13]。用，须炒熟，除去足翅，方可入药。

鳗鲡鱼退劳热骨蒸，杀虫瘥痔；石龙子除热淋止血，蜥蜴殊途[14]。

鳗鲡鱼味甘。有毒。处处有之。虽有毒而能补五脏虚损，消项颐白驳风热。煨骨，熏蚊虱则灭。

石龙子与蜥蜴、蝘蜓、蝾螈、守宫，五种相近。

乌贼骨是海螵蛸，退翳杀虫，治崩攻痢；鲮鲤鳞为穿山甲，堪医疥癣，鬼魅遭锄。

海螵蛸**味鹹，微温**。无毒。疗阴疮，治耳聋。其血似墨，能吸波噀墨以溷水[15]，所以自卫；有八足，聚生口旁，浮泛于水面，乌见，谓其必死，欲啄之，则聚足抱乌，拖入水中食之，故名乌贼鱼。

穿山甲性凉，有毒。主邪惊，治痹。

劳热骨蒸尊鳖甲，脱肛、狐臭尚蜘蛛。

鳖甲**味鹹，平**。无毒。处处有之。治崩，疗疟，主癥瘕痃癣。不可与鸡子同食，合苋菜食则伤人。

蜘蛛性冷。无毒[16]。处处有之，然多种，身有毛刺及五色、并薄小者，并不可用。瘰疬、背疮、蛀牙，兼治口斜喎僻。喜忘者，取网著衣领中。

蝉退消风，断小儿夜哭之鬼；蝟皮主痔，捷肠风下血之徒。

蝉退**味鹹、甘，寒**。无毒。亦治妇人产难，小儿惊痫。

蝟皮**味苦，平**。^[17]无毒。治疝气、阴蚀疮。

鲤鱼宽胎胀，骨止赤白之崩，胆抹青盲、赤目；蟹主热结胸，黄能化漆为水，血烧集鼠招胊。

鲤鱼**味苦**、甘，**寒**。无毒。止渴消肿，腹有癥瘕之人不可食。

蟹**味鹹，寒**。有毒。爪能破血堕胎。

鲫治肠风下血，宜鲙^[18]，又宜作羹，治痢无分赤、白^[19]；蛙能补损祛劳，一种水鸡为美馔，专裨^[20]产妇之虚。

鲫味甘，温。无毒。烧灰治诸疮，补胃和中。

蛙味甘，寒。无毒。杀痓邪。

蜈蚣开小儿口噤，堕孕妇之胎，制诸蛇毒；土狗催产难之生，罨^[21]肉中之刺，退肿须臾。

蜈蚣**味辛，温**。有毒。用当炒熟，主杀三虫。生则令人吐泻。不堪入汤药。

土狗即蝼蛄，**味鹹，寒**。无毒。处处有之。下肿，利大、小便，解毒，溃痈。

石决明泻肝，黑障、青盲终可决；桑螵蛸补肾，泄精、遗溺竟无虞。

石决明味鹹，平。凉。无毒。^[22]除肺经风热。

桑螵蛸**味鹹**、**甘，平**。无毒。即螳螂子也。用，炒黄色，不尔，令人泄泻。

原蚕蛾主泄精，好强阴道；白僵蚕治诸风，口禁难呼。

蚕蛾，雄者有小毒。炒去翅足。补肾。疗血风、痹风、隐疹，用蚕砂。

僵蚕，炒去丝嘴。**味鹹**、辛，平。无毒。疗惊痫、崩漏病，又除口禁及喉风。

白花蛇主诸风，湿痹、拘挛兼疗癞；五灵脂行经闭，昏迷产妇早来沾。

白花蛇味甘、鹹，温。有毒。主诸风、喎斜口眼，并大风疮。与乌梢蛇同功。

五灵脂即寒号虫粪[23]也。治肠风并冷气。炒之治崩。

着意要行斯道[24]，潜心细下工夫。

注：

[1]廉州：汉·合浦郡，唐·贞观8年改为廉州，治所即今广西合浦。

[2]䗪虫：原作"䖟虫"，今据改。

[3]《伤寒》：指《伤寒论》。

不曾无：即有。

[4]䗪虫名土鳖：原作"䖟虫名土鳖"，今据改。按：䗪虫为鳖蠊科昆虫地鳖、冀地鳖、或姬蠊科昆虫赤边水䗪的雌性虫体，《本经》中称地鳖，《别录》中称"土鳖"。鹹，寒。有毒。功能破血逐瘀，散癥结，疗折伤。而䖟虫不是土鳖，二者不能混称。䖟虫，详见该条。

[5]称：音chēng，此指称量，量取。

[6]缠喉风：为喉风证侯之一，主要症状为喉部急速肿痛，呼吸

困难，痰涎壅盛，语言难出，兼见颈项肿起，胸前红肿，以致颈项强直，如蛇缠绕，麻木且痒等。多由风热邪毒外侵，引动肺胃积热上升，风火相煽，热毒蕴结而发病；亦有因过食辛辣厚味，脾胃肝胆之火上攻而致者。

[7]《本草》：此指《名医别录》。按虾蟆《名医别录》云"一名蟾蜍"。

[8]伏尸：古代病名。根据隋·《诸病源候论》，指病邪隐伏在人体五脏之内，积年不愈，未发病时宛如常人，若发作时则心腹刺痛、胀满喘急的疾病，称为伏尸。

[9]鬼疰：古代病名。据宋·《太平圣惠方》卷五十六记载，指患者忽然心腹剧烈刺痛，或闷绝倒地，当缓解之后，仍时常发作，乃至于死，死后注易他人，故谓之鬼疰。

按：世上本无鬼，因古人受时代局限，对难以理解之处，常误认为有人力所不及之鬼神在作怪。类似问题，读者当运用唯物思想，辩证认识。

[10]咸：皆，都。

[11]驶：音kuài，疾，迅速，同"快"。

[12]主汗：掌管汗液泄止。主：司，主持，掌管。按：牡蛎为海产动物牡蛎科长牡蛎等同属多种牡蛎的贝壳。功能潜阳，固涩，软坚散结。

[13]蛀虫：为昆虫类虻科复带虻之虫体，夏季栖息牧场中，叮吮牛马之血。汉·张仲景《伤寒论》抵当汤中用蛀虫，治伤寒蓄血发狂、腹满而痛。

[14]石龙子：为石龙子科动物石龙子的虫体。功能破结行水。
蜥蜴为蜥蜴科动物丽斑麻蜥的虫体，功能消瘿散瘰。

[15]按：乌贼鱼腹中墨为乌贼鱼墨囊中的墨液，非血。噀：音 xùn，喷。涽：音 hùn，搅混。

[16]按：药用蜘蛛为圆网蛛科动物大腹圆网蛛等的全虫。苦，寒。有毒。功能祛风，消肿，解毒。

[7]见"卷之四目录"注。

[18]鲙：音 kuài，切细的鱼肉。

[19]按即赤、白痢均可用鲫鱼治疗。

[20]裨：音 bēi，增益，补益。

[21]罨：音 yǎn，覆盖，此处指敷，外敷。

[22]见"卷之四目录"石决明注。

[23]按：五灵脂为鼯鼠科动物复齿鼯鼠及其同属动物的粪便。

[24]斯道：此道。按指岐黄之术。斯：此。

果 品 部

且如果品数端，亦分优劣。

以果品言之，如柿有数种。红者只可生啖；乌者可焙干入药，用其蒂，功力且优；白者力薄而功亦劣。

入药当知刑、反、忌、宜，性情要辨苦、甘、冷、热。

大枣与生葱相刑[1]，不宜合食。乌梅与黄精相反，岂可同餐。如桃、杏有双仁者，毒，能杀人。安石榴味酸者方可入药；苦甘者不宜多食，主损齿伤肺。又如橘味辛温，柚味苦冷，枣味甘热，柿味甘寒之类。

橘皮则理气宽中，消痰止嗽，更可止呕定吐；

大枣则养脾扶胃，助药成功，又能补气调脉。

陈皮**味辛**，**温**。无毒。主温脾。青者破积聚。

大枣**味甘**，**平**，温。无毒。

鸡头肉名为芡实，轻身长志，好止腰疼；覆盆子即是蓬蘽，益气强阴，养精最烈。

芡实**味甘**，**平**。无毒。补中治痹，煎合金樱子最益人。

覆盆子**味酸**、鹹，**平**。无毒。处处有之。补中益肾，调和脏腑，治风、虚损。

柿乾止痢涩肠，生宜解酒渴，止哕须教用蒂良；梨实除烦引饮，浆可吐风痰，乳妇、金疮如雠贼。

柿乾味甘，寒。无毒。最润喉，通耳鼻。

梨实味甘、微酸，寒。无毒。[2]可止嗽。不宜多食，主成冷痢，乳妇、金疮尤不可食。

橄榄止渴生津；口唇乾燥，研傅核中仁[3]。石榴舒筋止痢；去腹中虫，根皮煎汁啜[4]。

橄榄味酸、甘，温。无毒。消酒毒。

安石榴味甘、酸。无毒。壳入药，治筋挛脚痛，攻痢，良。

藕实止痢补心垣，节除呕、衄，叶堪止渴安胎。桃仁通经破癥结，仍辍[5]腰疼，花主下痢脓血。

藕**味甘，平**。寒。无毒。处处有。

桃仁，去皮、尖。**味苦**、甘，**平**。无毒。其花，通利大、小便。

杏仁不用双仁，通肠润肺，治咳清音；乌梅即是梅实，止嗽化痰，痢中莫缺。

杏仁，去皮、尖及双仁者。味酸、甘。无毒。治惊痫、腹痹[6]及产乳金疮。

乌梅**味酸，平**。无毒。下气，调中，止渴，治骨蒸劳热。

宣木爪治霍乱转筋，调理脚气，湿痹伸舒；枇杷叶能止呕和胃，专扫肺气，功全口渴。

木瓜味酸，温。无毒。消肿，强筋骨，止渴并脚气攻心。

枇杷叶，用布拭去毛，炙用。味苦，平。无毒。主肺风。

胡桃肉肥肌润肉，扑伤和酒捣来尝；草果仁益气温中，好伴常山攻疟发。

胡桃肉味甘，平。无毒。去痔疮，消瘰疬。

草果仁味辛，温。无毒。温脾胃，消宿食，解酒毒，攻冷气。

若能熟此作筌蹄[7]，可洗下工[8]之漏拙。

注：

[1]相刑：按此为"七情"术语之外的词汇，与"相杀"意近，指相互制约，相互克服。大枣补，生葱散。故曰"相刑"。

[2]见"卷之四目录"梨实注。

[3]按宋·《开宝本草》云"核中人，研傅唇吻燥痛。"可作参改。

[4]啜：音chuò，饮。

[5]辍：音chuò，止，停，中止。

[6]腹痹：按《药性论》作"腹痹不通"，此指腹气闭阻不通，不得排便或大便干燥、秘结。

[7]筌蹄：指手段或工具。

[8]下工：指庸医。下：劣等，次。

米 榖 部

精明米、榖、豆、麦、粟、麻，虽民生之日用，充药料于医家。

榖入脾，豆入肾，麦入肝，粟入肺，麻入心。

粳米温中和胃，秫米能解漆疮；止渴除烦，须陈仓米。黄豆杀鬼辟邪，黑豆乃堪入药；若问黄卷，便是豆芽。

米味甘，温。无毒。粳，即常时所食之米。秫，即造酒之糯米。其种数甚多，不可尽述。主除烦断痢。

豆，惟黑者入药，宜炒熟用。味甘，平。无毒。其他俱不堪用。

祛胃热，养肾虚，通利小肠，米粟；可长生、填精髓，巨胜子即胡麻。

粟味醎，微寒。无毒。治消中。

巨胜子，久服之可长生不老，利大小肠，坚筋，快产，主心惊。**味甘，平**。无毒。处处有之，即黑麻子。

赤小豆消水肿虚浮，研涂痈疽消热毒；白扁豆治筋转霍乱，叶傅蛇虫咬最佳。

赤小豆，炒过用。味甘、酸，平。无毒。治消渴，攻脚气。

白扁豆味甘，微寒。无毒。消暑解毒，下气和中。

小麦止汗养肝，堪除燥热；大麦主饥消渴，长胃、荣华[1]。

大、小麦味甘，微寒。无毒。

麦蘖入药汤，真个[2]温中，可知消食；麦麸若调醋，傅扑损处，瘥后元瑕。

麦蘖，即麦芽也。麸，皮也。

去丹风，解一切之毒，霍乱吐翻，取粉于绿豆；除浮肿，吐一切痰涎闭胸、膈病，摘蒂于甜瓜。

绿豆味甘，寒。无毒。除热气，主主头痛目暗。

甜瓜蒂**味苦，寒**。有毒。[3]处处有之。蒂入药。瓜有赤、白二种，入药当用赤者。

言之有准，用之无差。

注：

[1]长胃：助长胃气。荣华：使气血旺盛。

[2]真个：即"真"。个：音 gè，助词。

[3]按：宋·《嘉祐本草》只云"甜瓜寒，有毒"，无"苦"字。《本经》云"瓜蒂味苦，寒"，故原文之"甜瓜"当为"甜瓜蒂"是。今据宋·《政和本草》卷二十七·菜部上品·瓜蒂及甜瓜改。

蔬 菜 部

既己言之五谷，又当取用菜蔬。

葱主头疼堪发散，通大、小肠，白可安胎止痛；韭专补肾益元阳，温中、下气，子收梦遗精。

葱**味辛，温**。无毒。

韭味辛、微酸，温。无毒。葱、韭皆不可多食，昏人精神，又不可与蜜同食。

捣汁止头疼、喘嗽风痰，莱菔子；酒煎喷痘体，自然红润，说胡荽。

莱菔，即萝葡也。味辛、甘，无毒。根脑及嫩叶俱可食。煮熟，消食和中，下气，去痰癖，肥健人。

胡荽味辛，温。无毒，消谷，通心窍，补五脏不足，利大、小便，辟邪。

白冬瓜劫燥烦，止渴；白芥子宽胸膈痰拘。

冬瓜味甘，微寒。无毒。治淋，利小便，体热，散痛，除小肠[1]，醒脾，用子中仁尤良。

白芥子味辛，温。无毒。青、白、紫数种，惟白芥子、粗大色白者入药。除冷气，攻反胃，治上气。

妇人产难好催生，滑脏利泄冬葵子；霍乱转筋心腹痛，减烦却暑羡香薷。

冬葵子**味甘，寒**。有毒。处处有之。其子是秋种，覆养经冬，至春作子，故谓之冬葵子。除寒热，治疳，用根[2]。

香薷味辛，微寒。无毒。下气，除烦热，消肿止渴。

发病[3]、生虫又败阳[4]，便是芸薹菜[5]；生疮、长瘤[6]精神损，少吃水茄儿[7]。

芸薹菜味辛，温。有毒，不宜多食，败损阳气，生腹中长虫。主破癥瘕，通血，除丹毒，消乳痈。

茄子有紫、白二种，味甘，寒。性冷，不宜多食。茄根，煎汤洗冻疮。蒂，烧灰，治肠风。

妇人恶血能令下，湿痹、筋挛取豆芽（黄卷）；疮疥伤寒最得宜，血风、血晕向荆芥（假苏）。

大豆黄卷，以黑豆大者为芽蘗，生便晒乾名黄卷，入药用。**味甘，平**。无毒。

假苏即荆芥，**味辛，温**。无毒。下气，除劳，兼治头痛。

马齿苋散血、敷疮、傅火丹^[8]，杀虫磨翳；草蘩蒌发背、疮疡、丹风起，烂捣堪涂。

马齿苋，处处有之，味酸，寒。无毒。止渴，攻血痢，磨眼翳，利便难。

草蘩楼味酸，平。无毒。名鸡肠菜^[9]。

消痰、定喘、宽膨，当求苏叶；风气头疼发散，切要薄荷。

紫苏味辛，温。无毒。叶紫色而气香者佳。消痰、下气、开胃用叶，风气头疼、发散用茎，宽喘急、治咳嗽用子。

薄荷味辛、苦，温。无毒。^[10]发汗，消食宽胀，除霍乱、伤寒，可发散。

饴糖敛汗建中，补虚赢不小^[11]；神麯养脾进食，使胃气有馀。

饴糖味甘，微温。无毒。以糯米煮粥，候冷入麦蘖，澄清，再熬成饴糖。以净器盛贮，夏天澄沉井中，免令酸。诸米可作饴，惟糯米者入药。止渴，消炎治嗽。

神麯味甘，消食下气。

调理产人，去瘀生新犹用醋；通行血脉，助添药势酒同途。

醋，一名苦酒，治痈除癥。

酒味苦、甘、辛，大热。有毒。辟恶除邪，破癥结。

香豉本食中之物，医伤寒切不可无。

淡豆豉味苦，寒。无毒。治头痛，发汗止痢解热。以酒浸烂，患脚傅之良。

不揣愚衷而作赋，是为药性之斤铢[12]。

揣，量度也。

注：

[1]除小肠：按《名医别录》作"除小腹水胀"，唐·《药性论》云"利小肠"。总有利水清热作用，可供参改。

[2]治疳，用根：按唐·《食疗本草》云"葵冷，主疳疮生身面上，汁黄者，可取根作灰，和猪脂涂之"，故"疳"，在此指疳疮，而非疳积。

[3]发病：此指引发疾病。

[4]败阳：损伤阳气，使阳气衰减。

[5]芸薹菜：为十字花科植物油菜的嫩茎叶。辛，凉。功能清解热毒，散血消肿。

[6]长痼：助长或罹患难治之病。长：音zhǎng，生，生长，增长。痼：音gù，积久难治之病。

[7]水茄儿：按此指"茄子"，为茄科植物茄的果实。功能清热活血，止痛消肿。

另有"水茄"，为茄科植物水茄，药用其根，与"茄子"有异，宜注意区别。

[8]火丹：即丹毒。

[9]草蘩蒌：又作繁缕，为石竹科植物繁缕的茎叶，亦名鹅肠菜。甘、微鹹，平。功能凉血解毒，祛瘀生新，下乳催生。

[10]薄荷：为唇形科多年生草本植物薄荷的茎叶。辛，凉。功能

疏解风热，清利头目，透疹辟秽。

[11]不小：此指作用不小。

[12]斤铢：重量单位，旧制十六两为一斤，一两的二十四分之一为一铢。按斤铢在此可理解为轻重，引申为关键。

珍珠囊补遗药性赋卷之四终

读《珍珠囊补遗药性赋》
（点校注释本）书后

《珍珠囊补遗药性赋》明·熊宗立编著，王今觉点校注释。

明清以降流传下来的本草歌括虽然很多，但广为流传的却如凤毛麟角，其中部头最大的诗歌体本草当推《珍珠囊补遗药性赋》了。

我出身中医世家，儿时读医书入门时，这本书是必读的背诵课。必需将本书前部分背得滚瓜烂熟，举一反三，提一句就能连背下去，正倒皆可顺口如流，才能谈到读其他启蒙读物，诸如《医学心悟》、《医宗必读》、《笔花医镜》一类的书。

民间医学界一般认为《医学三字经》、《药性赋》（即本书简称）、《汤头歌诀》为鼎足而三，不可或缺的具有普及性的读物，由此入门学起。

虽然在《中医古籍珍本提要》（余瀛鳌主编，中医古籍出版社 1992 年 8 月出版）、《历代中药文献精华》（尚志钧等著，科学技术文献出版社 1989 年 5 月出版）、《中国医学百科全书·医学史》（上海科技出版社 1987 年 10 月出版）等书均未见收录，但不等于失其重要性。复查北京图书馆与中医研究院合编的《全国中医图书联合目录》中记载了本书不同年代所出的版本，究以何种为善，莫衷一是。

本书点校注释者实为本书一大功臣，澄清了历代历年读者许多疑难问题，解决了书名、内容构成、编著者及增补的来龙去脉，成书年代，前后重复与矛盾的原因，以及相互间的关系等疑问，做了大量工作，取得了可喜的成绩。

读过本书之后，有以下几点体会：

一、研究方法对头　采用传统文献学研究方法就本书存在的问题一一予以研究，使几百年来之疑团得到圆满的解决。

二、工作内容充实　补充并完善全书体例，补述修订了药性，按语说明，解决了不明确及不同见解的地方，咸以作者经验解决，澄清了六陈、十八反、十九畏、妊娠服药禁忌歌的出处，追本溯源，订正了书中舛讹，以及版本系统递嬗关系等。

三、彰明学术特点　本书特点经点校注释者阐明评述，使之更为突出，提纲挈领地记述中医药学基础理论，充实了引经报使学说的具体内容，普及了药物归经知识，所述药学内容密切联系临床，具有实用价值，更加卓显。

本书经点校注释后，使原书更加光芒四射，疑窦顿开；内容扼要，深入浅出，易读易记，使400年之久的深入民间的中医药入门书，更加发出应有的光辉，发挥更大的作用，使之百世不衰，永放光茫。

中国中医研究院研究员

北京中医药大学名誉教授

谢海洲 1993 年 11 月 30 日

珍珠囊补遗药性赋索引

六　画

七　画

总 书 目

本　草

III

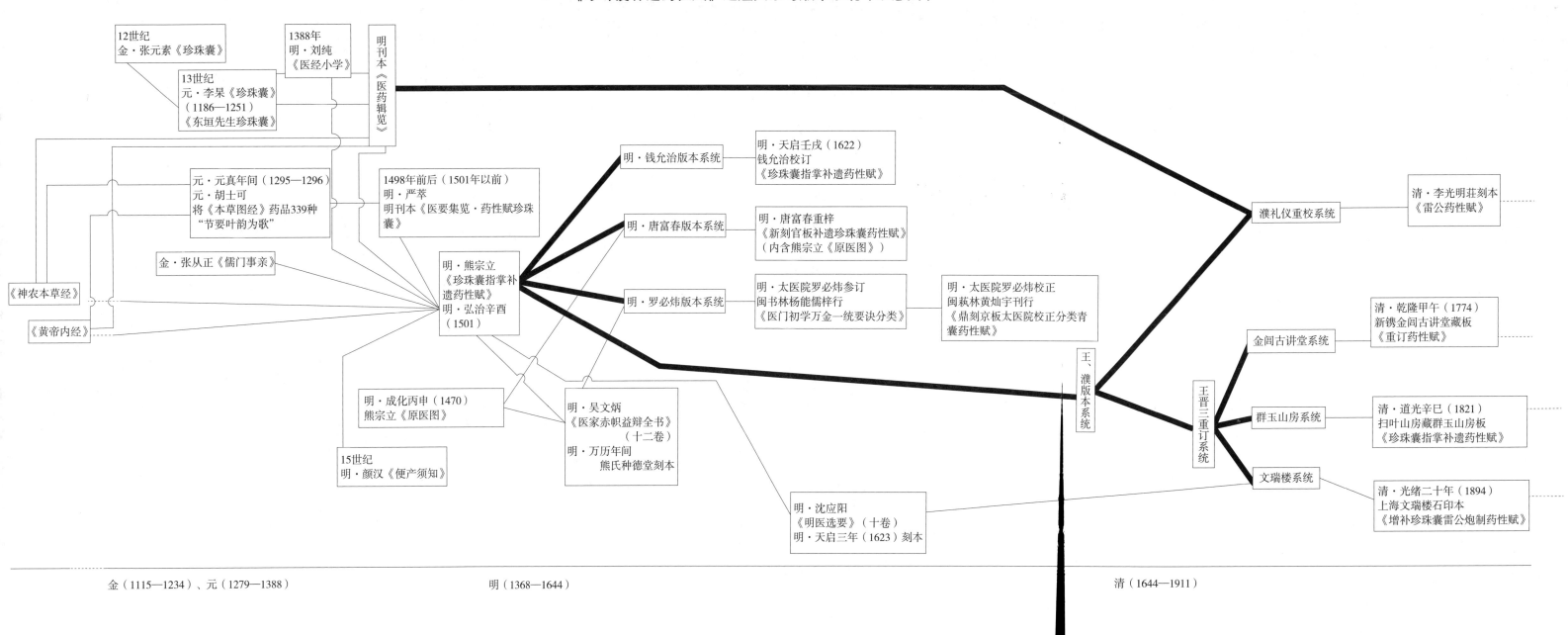

《珍珠囊补遗药性赋》递嬗关系与版本系统（示意图）

12世纪
金·张元素《珍珠囊》

13世纪
元·李杲《珍珠囊》
（1186—1251）
《东垣先生珍珠囊》

1388年
明·刘纯
《医经小学》

明刊本
《医药辑览》

元·元真年间（1295—1296）
元·胡士可
将《本草图经》药品339种
"节要叶韵为歌"

1498年前后（1501年以前）
明·严萃
明刊本《医要集览·药性赋珍珠囊》

金·张从正《儒门事亲》

《神农本草经》

《黄帝内经》

明·熊宗立
《珍珠囊指掌补遗药性赋》
明·弘治辛酉
（1501）

明·钱允治版本系统

明·天启壬戌（1622）
钱允治校订
《珍珠囊指掌补遗药性赋》

明·唐富春版本系统

明·唐富春重梓
《新刻官板补遗珍珠囊药性赋》
（内含熊宗立《原医图》）

明·罗必炜版本系统

明·太医院罗必炜参订
闽书林杨能儒梓行
《医门初学万金一统要诀分类》

明·太医院罗必炜校正
闽莪林黄灿宇刊行
《鼎刻京板太医院校正分类青囊药性赋》

王、濮版本系统

濮礼仪重校系统

清·李光明莊刻本
《雷公药性赋》

明·成化丙申（1470）
熊宗立《原医图》

明·吴文炳
《医家赤帜益辩全书》
（十二卷）
明·万历年间
熊氏种德堂刻本

金间古讲堂系统

清·乾隆甲午（1774）
新镌金间古讲堂藏板
《重订药性赋》

15世纪
明·颜汉《便产须知》

王晋三重订系统

群玉山房系统

清·道光辛巳（1821）
扫叶山房藏群玉山房板
《珍珠囊指掌补遗药性赋》

明·沈应阳
《明医选要》（十卷）
明·天启三年（1623）刻本

文瑞楼系统

清·光绪二十年（1894）
上海文瑞楼石印本
《增补珍珠囊雷公炮制药性赋》

金（1115—1234）、元（1279—1388）　　　　　　明（1368—1644）　　　　　　清（1644—1911）